RÉFLEXIONS

SUR LES

TRANSFORMATIONS

DES DOCTRINES MÉDICALES

PAR

CHARLES ÉMILE ALIX,

MÉDECIN PRINCIPAL DES HÔPITAUX MILITAIRES,
CHEVALIER DE LA LÉGION-D'HONNEUR.

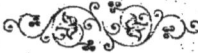

PERPIGNAN

IMPRIMERIE DE CHARLES LATROBE

1, Rue des Trois-Rois, 1.

1873.

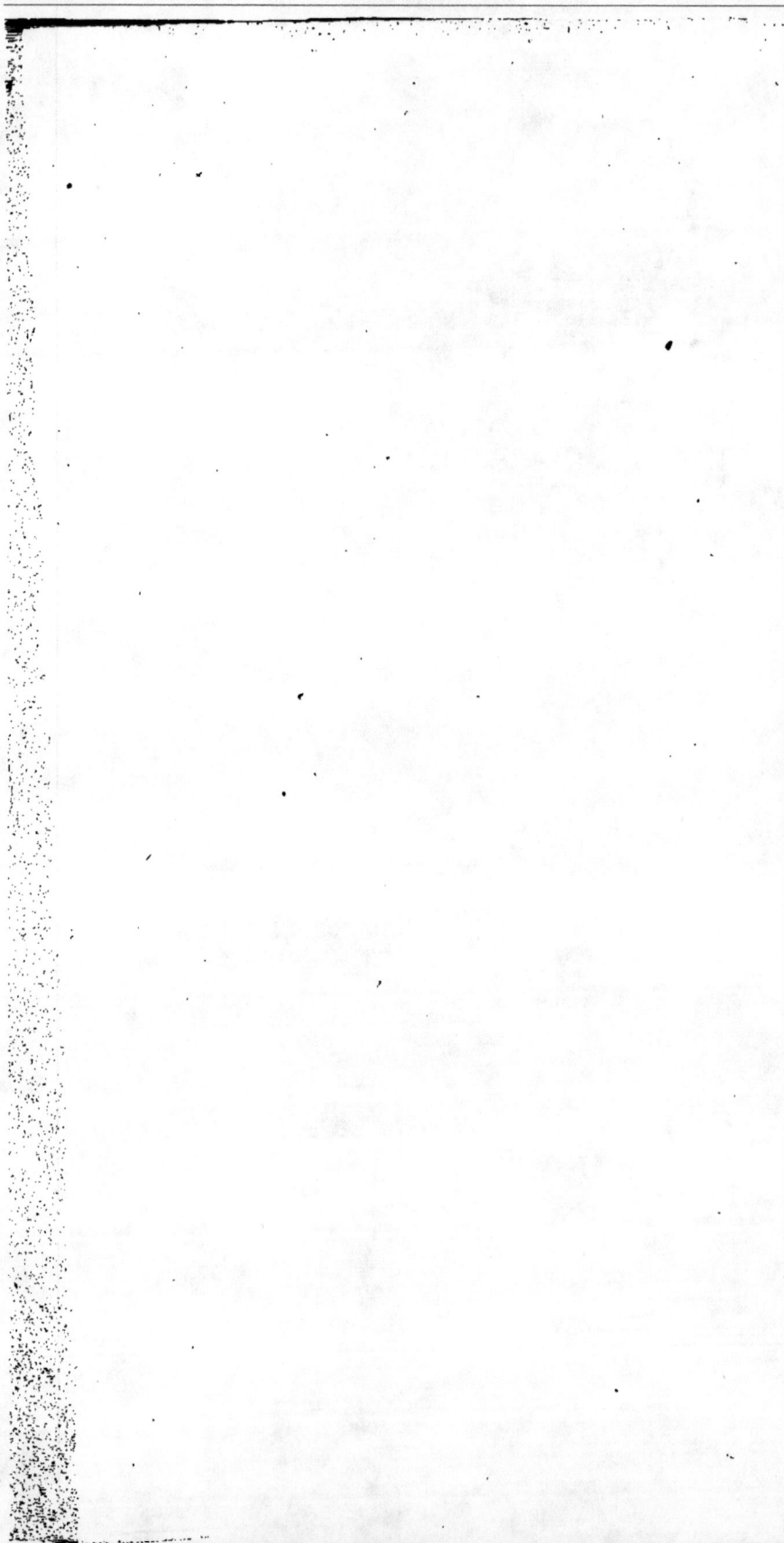

RÉFLEXIONS SUR LES TRANSFORMATIONS

DES DOCTRINES MÉDICALES.

T^5_{240}

RÉFLEXIONS

SUR LES

TRANSFORMATIONS

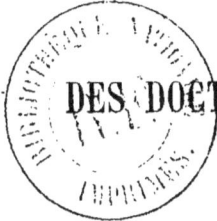

DES DOCTRINES MÉDICALES

PAR

CHARLES ÉMILE ALIX,

MÉDECIN PRINCIPAL DES HÔPITAUX MILITAIRES,
CHEVALIER DE LA LÉGION-D'HONNEUR.

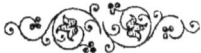

PERPIGNAN

IMPRIMERIE DE CHARLES LATROBE

1, Rue des Trois-Rois, 1.

1873.

INTRODUCTION.

Il y a longtemps déjà, lorsque, fier de mon titre doctoral, étant encore à l'âge de l'espérance, j'avais, comme tout jeune homme, rêvé de vastes projets. Je me proposais tout simplement de marcher sur les traces de Littré et d'Arembert, de compléter les travaux de ces savants en envisageant d'une plus large façon l'étude de l'histoire médicale.

Seulement, comme bien d'autres, j'avais compté sans la destinée. Rivé à une errante carrière, il me fut impossible de réaliser mes projets. Panurge dit : « Heureux les planteurs de choux, ils ont un pied en terre et l'autre n'est pas loin. » Heureux sont ceux auxquels il est permis de choisir leur position, qui peuvent, longuement et à loisir, poursuivre les travaux caressés. L'étude pour eux est une commode jouissance, il leur est facile d'accumuler des trésors d'érudition. Mais que peut faire en science un Juif-errant ?

1

Quand, après de longues années, on revient à ses travaux de jeunesse, que de changements survenus! D'abord, le monde scientifique a marché, et vous-même avez perdu la suite de certaines pensées, les notes représentent des sons qui ne résonnent pas comme autrefois. Vos idées se sont modifiées.

Lorsque l'on revient après une longue absence au village natal, les maisons ont changé d'aspect, les sentiers sont transformés, les habitants eux-mêmes, sur le seuil de leurs demeures, vous regardent passer avec l'œil indifférent qu'ils ont pour un étranger. Le village est du même nom, mais ce n'est plus celui dont le souvenir faisait le charme de vos rêveries. Qui n'a pas éprouvé ces déceptions du cœur! Le même phénomène existe pour l'intelligence, lorsqu'on veut reprendre après longues années une œuvre délaissée!

J'avais donc une occasion toute naturelle de laisser paisiblement mes notes vieillir dans le coin où elles étaient. Mais si l'on doit compter avec le *Dulcis amor patriæ,* qui nous ramène au lieu de naissance, quelle qu'en soit la beauté, on sait aussi la force de l'*amor operis sui,* plus tyrannique que tout autre.

Enfin, faut-il le dire, il me semblait que le plan proposé était bon, qu'il se prêtait à un développement sérieux, utile. Puisqu'il ne m'a pas été donné d'en poursuivre la réalisation, il m'est permis de l'exposer, ne serait-ce que pour exciter un lecteur à reprendre l'œuvre que je voulais créer.

Mon but était de faire une étude de philosophie médicale plutôt qu'une histoire de la médecine. En effet, il est impossible de remonter dans le passé de notre science, sans rencontrer les questions de doctrine qui ne sont, à proprement parler, que des questions de philosophie ; ce sont deux sciences qui marchent parallèlement, ou plutôt la médecine reflèe dans ses évolutions tous les progrès de la philosophie, la science première.

Beaucoup de savants se sont occupés d'une manière sérieuse de l'histoire de la médecine ; beaucoup de bons travaux existent sur ce sujet, surtout à propos de biographies. Mais il me semble, ou plutôt je ne connais pas d'auteurs qui envisagent le sujet exactement comme je le comprends.

Cette simple indication montre tout d'abord quel vaste champ d'étude se trouvait devant moi, à combien de recherches je devais me livrer, recherches autant philosophiques que médicales ; que de comparaisons ! que de déductions !

Il est évident que pour remplir mon programme, il était d'absolue nécessité d'être placé dans un grand centre scientifique, où les recherches bibliographiques sont faciles ; il fallait beaucoup de temps pour recueillir les matériaux. Ne m'étant pas trouvé dans les conditions nécessaires, je ne puis que développer mon projet, en indiquant le but à atteindre. Étudier les systèmes, montrer leurs filiations philosophiques, puis indiquer comment l'idée théorique se transforme dans les faits.

Je voulais vulgariser plus qu'elles ne le sont encore ces idées vraies : Que les doctrines médicales sont nées des idées religieuses d'abord, puis des données philosophiques pendant plusieurs siècles ; que plus tard, elles ont leur point de départ dans le développement scientifique ; que ces idées successives ne se nuisent en rien, qu'elles se complètent les unes par les autres, que la marche de l'art et de la science ne cesse de progresser.

Cela a été souvent dit, mais n'a pas été complètement démontré, les rapports n'ont pas été suffisamment indiqués. On n'a pas, je le crois, nettement fait voir comment la science se transforme dans les âges pour arriver aux formules qu'elle revêt de nos jours, ni comment des déductions successives développées par ces études on peut arriver à des conceptions assez nettes sur les nécessités doctrinales, les lois médicales, son but et ses destinées.

Cette introduction était nécessaire, car elle fera naturellement excuser les lacunes nombreuses qui se révèleront, et légitimer la publication de cette étude en faveur de l'intention.

Je n'ai nommé aucun auteur, par cette raison que la liste seule des noms à citer eût tenu plus de place que ce travail même. Les lecteurs, si j'en ai, reconnaîtront facilement les sources où j'ai puisé.

RÉFLEXIONS

SUR

LES TRANSFORMATIONS DES DOCTRINES MÉDICALES.

PREMIÈRE PARTIE.

QU'EST-CE QU'UN SYSTÈME.

A notre époque, s'il existe une opinion générale indiscutée, c'est évidemment celle-ci : Depuis Broussais, on n'a plus de système médical en France; le grand tribun a tellement outré les théories, que l'on ne veut plus en entendre parler.

Cette manière de voir n'est pas exacte. La médecine ne peut se passer de système, ou pour mieux exprimer ma pensée, je dis : un médecin ne peut exercer sans avoir sa doctrine.

Mais quelle est la théorie régnante aujourd'hui? C'est ici que la réponse est difficile, car il n'y a jamais eu tant de systèmes en circulation, et cette confusion permet de dire qu'actuellement il n'y a pas de système, parce que nous n'avons pas une opinion dominatrice acceptée par tous.

C'est ce qui me conduit à poser cette question : Qu'est-ce qu'un système?

On peut définir un système, la synthèse raisonnée des faits scientifiques à une époque donnée. Un système est vrai quand les explications sont satisfaisantes, le plus en rapport avec les idées régnantes de cette époque. Un système est dit faux, quand il n'est pas en harmonie avec l'opinion générale. Un système, une théorie, sont donc relativement vrais suivant les âges.

Ce qui leur donne cette apparence de vérité, c'est d'être compris. Une vérité dans les sciences n'est vérité que lorsqu'elle est admise par tout le monde. En d'autres termes, les vérités, dans les sciences d'observation surtout, ne sont que la généralisation des idées reçues. Le temps marche, l'idée vieillit, la vérité d'hier est l'erreur d'aujourd'hui. Le système suit les phases du siècle et se modifie; il meurt pour renaître dans un autre, mieux approprié aux découvertes nouvelles.

Il résulte de ce que nous disons qu'un système, quel qu'il soit, ne peut être parfait, parce que les sciences, surtout les sciences d'observation, ne naissent pas de toutes pièces; il faut de longues années, de pénibles labeurs, pour arriver à donner à une science des bases durables, surtout quand on voit avec quelle lenteur le progrès se fait dans l'humanité. Il faut traverser bien des erreurs pour arriver aux vérités éternelles.

L'expérience en définitive est fille de l'erreur. C'est plutôt par les trous dans lesquels on tombe que par ceux que l'on évite, que l'on reconnait les difficultés du chemin, et que l'on peut placer des jalons sûrs pour fixer la route (Alph. Karr). C'est parce que l'on a démontré la fausseté de beaucoup de faits, qu'on les répudie pour de moins mensongers, et l'on en recherche d'autres plus vrais encore.

Une fois indiquée, l'erreur ne se reproduit plus. Mais presque toutes les hypothèses ont commencé par être fausses, ce n'est qu'en se transformant à travers les siècles qu'elles se dégagent et prennent les formes de la vérité.

Alphonse Karr dit très bien : « en voyant le soleil, deux explications étaient possibles aux hommes : Le soleil tourne autour de la terre, ou la terre tourne autour du soleil. Ils ont dit : Le soleil tourne ! Voilà l'erreur ! La terre tourne. Voilà la vérité ! » Ainsi l'erreur même sert au progrès de la vérité ; jamais en effet on ne mettra en avant cette erreur reconnue : Le soleil tourne autour de la terre.

Étudier les systèmes, c'est donc étudier les phases d'une science, la suivre dans ses mouvements, ses oscillations, c'est la science elle-même. Les systèmes diffèrent, il ne peut en être autrement, ils se succèdent et se remplacent l'un par l'autre, le dernier venu apportant une idée nouvelle, ou renversant une erreur accréditée dont le temps est passé. Et renverser une erreur, c'est confirmer une vérité ou se rapprocher d'elle.

Les systèmes sont donc tous bons, tous relativement vrais, mais à tous aussi on peut trouver, même dans le siècle où ils brillent, des erreurs, des exagérations. Ceci tient aux auteurs qui commentent les idées régnantes, synthétisent la science.

Presque toujours les créateurs de systèmes s'attachent à faire saillir tout ce qui leur paraît se distinguer du passé dans leurs opinions ; ils oublient volontairement, ou non, d'indiquer les rapports forcés de leurs travaux avec les travaux antérieurs. C'est dans ces développements surtout qu'ils tombent dans des exagérations fâcheuses, dans des erreurs qui ne sont plus comprises. De sorte que si l'on veut étudier les systèmes pour bien comprendre la science, il faut dégager son esprit de la préoccupation des noms propres, surtout quand les auteurs se combattent, comme dit Flourens à propos de Cuvier et de Geoffroy Saint-Hillaire (Éloge) : « Chacun des novateurs cherche les raisons les meilleures, les plus scientifiques, pour ne point s'entendre. » Ces novateurs sont les pires sourds. Mais les lecteurs n'ont pas les mêmes raisons de fermer les oreilles. Ils doivent s'efforcer de prendre chez tous les écrivains le bien, le vrai, la moëlle, et suivre dans ces recherches la déduction logique des doctrines.

C'est en lisant les auteurs avec cette impartialité, que l'on ne tarde pas à se convaincre que depuis Hippocrate jusqu'à nous il n'y a en réalité qu'une doctrine ; que les systèmes, tout divergents qu'ils paraissent, se succèdent tout naturellement, se remplacent sans difficulté ; que la science marche d'un pas lent, c'est vrai, mais égal et ferme : c'est l'évolution d'une même idée.

On rencontre dans l'histoire beaucoup de noms et d'étiquettes, mais peu de modifications fondamentales. Si j'osais faire une comparaison, je dirais : Il en est des systèmes médicaux comme d'un paysage que plusieurs observateurs voient de divers points, c'est un édifice dont les faces diffèrent, mais au fond, même édifice, même paysage. Or c'est presque toujours, comme dit Gerdy, une affaire de substantif qui fait le fond des distinctions.

On ne peut accepter comme vrai ce que dit Broussais, en parlant des systèmes passés, que l'on rejette par dégoût. Non, ce n'est pas de parti pris que l'on abandonne un système, c'est parce qu'il ne répond plus au mouvement intellectuel, qu'il est en retard sur le progrès. Il tombe naturellement comme un fruit mûr.

En définitive, les systèmes naissent des nécessités scientifiques d'une époque, du besoin d'explications inhérent à l'esprit humain. Un fait doit toujours être commenté d'une façon plus ou moins heureuse.

Le système étant défini, il est nécessaire de se rendre compte des idées qui ont amené la création des doctrines. Il faut donc se mettre à la recherche de ces vérités dominatrices à travers les siècles pour comprendre la médecine. Il faut, pour trouver la filiation logique des systèmes, fouiller les traditions antiques, chercher les racines qu'ils ont pu trouver dans les idées religieuses, philosophiques et scientifiques.

Ce travail, je l'ai dit, je n'ai pu le faire.

Voici comment je le comprenais.

ENFANCE DE LA MÉDECINE.

ÈRE RELIGIEUSE ET PRIMITIVE.

La médecine, plutôt que toute autre science, reflète les impressions de l'humanité.

L'espèce humaine dans son développement suit une marche que rien ne peut arrêter; elle reproduit pour l'ensemble des êtres ce qui se passe pour l'individu. Elle naît, grandit et meurt, mais sa manière de mourir est jusqu'à présent de se transformer. Les populations se remplacent, les dernières venues toujours supérieures aux autres. L'histoire et la Paléontologie nous montrent les débuts de l'humanité, ses misères, ses rénovations. Les nécessités de la vie amènent chaque jour un progrès, et les progrès font naître des besoins nouveaux. L'évolution intellectuelle suit l'évolution sociale. C'est une loi de développement naturel.

Les conceptions métaphysiques des anciens reposent sur des idées variables, mais simples et faciles. Les premiers hommes dont nous ayons des témoignages écrits, vivant sous un beau ciel, leurs dieux les plus hauts sont des Divinités de Lumière. Les moins grands sont créés par leurs besoins ou par leurs terreurs.

Les religions sont à vrai dire les manières dont les sociétés comprennent leurs rapports avec l'Être Suprême, la cause première. C'est pourquoi les religions se perfectionnent avec les sciences et les arts. Une fois créés, les dieux antiques jouent un grand rôle dans la vie des peuples. C'est naturel, il n'était pas nécessaire de les inventer pour ne pas s'en servir.

Dans l'origine des peuples, comme dans les temps d'ignorance, les hommes, comme de grands enfants, font toujours
intervenir un être supérieur pour expliquer un fait qu'ils ne
comprennent pas ; ou dans les circonstances plus précises de
la vie, dans la détresse ou le malheur, ils invoquent instinctivement des secours, et naturellement il est plus simple d'invoquer le plus puissant de tous : Dieu.

Dans les temps primitifs, il n'y avait pas d'intermédiaires
entre l'homme et la Divinité. Mais en se développant, l'idée
religieuse prit une importance sociale et politique plus considérable. Une caste se forma qui devint l'intermédiaire obligé
entre les hommes et leurs dieux.

Les dieux ne se manifestèrent plus que par la bouche des
prêtres. Dès lors, les invocations privées qui se faisaient quand
un malheureux était atteint de maladie ou de blessure, durent
cesser, elles devenaient inefficaces ; il fallut recourir au prêtre,
aller au temple. La thérapeutique ne put être que miraculeuse,
puisque c'est l'intervention divine qui procure seule la guérison. En ces temps là, les miracles de nos jours si dévotement
décrits dans certaines feuilles, se fussent perdus dans la
masse des guérisons obtenues, puisque le miracle était la règle.
Mais peu à peu les prêtres eux-mêmes s'aperçurent qu'il y avait
certains rapports entre les faits observés et les succès survenus,
et que les conditions dans lesquelles devaient être les patients
pouvaient être réglées d'avance, dans l'espoir d'une guérison
prévue. On se mit à cataloguer ces rapports, on inscrivit avec
soin tous les cas morbides, on fit enfin ce que nous appelons de
la médecine expérimentale. Toutes ces observations étaient bien
incomplètes, mais elles furent le point de départ de la science.

Et si Boerrhaave a eu raison de dire que les premiers
éléments de la science médicale eurent pour point de départ le
hasard, l'observation naturelle, les événements et la réflexion,
il eut pu ajouter que c'est à l'idée religieuse que l'on doit les
premiers linéaments de l'arbre.

Dans les temps anciens de l'Inde et de la Grèce, surtout quand la poésie élevait les âmes, il était nécessaire aux besoins du cœur qu'un Dieu bienfaisant réparât les infirmités de l'humaine nature. La médecine alors est le partage des héros, des demi-dieux; Esculape, fils d'Apollon en est la personnification idéale.

Quand les peuples se perdent ou ne sont pas assez développés, les mêmes superstitions existent, mais les dieux disparaissent. Macaon n'est plus un héros, le médecin est un serviteur à gages, un magicien.

Les pouvoirs de la caste religieuse furent donc un bien en ces temps primitifs, elle seule pouvait agglomérer les documents, les observations. Les offrandes, les ex-voto, étaient les éléments de la statistique d'alors. Sur les tablettes conservées dans les temples étaient inscrites les premières cliniques.

Il serait extrêmement curieux de rechercher parmi les hiéroglyphes et les papyrus égyptiens, dans les monuments plus anciens encore et dans les inscriptions des temples grecs, des traces de ces œuvres pieuses, des procédés médicaux des prêtres et de leurs cures. On trouve chaque jour des épigraphes qui nous confirment les données historiques sur plusieurs points des mœurs antiques; il est certain que l'on pourrait collectionner avec beaucoup de fruit pour notre érudition médicale, les preuves laissées sur la pierre ou dans les tombes, des premières tentatives médicales heureuses.

Cette période initiale avait donc eu son importance, sa nécessité; elle accumulait les matériaux pour les discussions ultérieures, et les sciences ne sont que le résultat des discussions. Je veux dire que le raisonnement seul donne de la valeur aux faits.

La véritable science, la méthode, ne prit naissance que lorsque la philosophie apparut, surtout la philosophie en Grèce.

Si nous n'avons pas de connaissances certaines sur ces temps éloignés, nous pouvons cependant nous former une opinion assez vraie en voyant ce qui se passe au milieu des races qui s'éteignent en Amérique ou parmi les hordes sauvages de l'Afrique centrale. Les naturalistes, dans leurs recherches, rencontrent des individus curieux, dont la structure explique suffisamment les espèces animales perdues; il existe encore de nos jours, parmi les populations attardées, des couches humaines qui nous donnent une assez bonne idée des sociétés disparues. Nous pouvons aussi le constater dans les populations africaines auxquelles je faisais allusion : chez elles, les pratiques médicales sont toujours le corollaire des croyances religieuses.

Ce n'est pas ici le lieu de faire remarquer tout le profit que l'on peut tirer pour la compréhension des faits historiques de l'étude des sociétés attardées ou stationnaires. Les plus arriérées aujourd'hui devant être la représentation exacte d'un état de développement relativement avancé dans les temps anciens.

Combien cette période primitive a-t-elle duré? Nous ne pouvons le savoir, mais bien des siècles se passèrent entre la période de l'âge des cavernes au premier développement de la philosophie. Au train dont nous voyons marcher le progrès de nos jours, nous pouvons comprendre la lenteur des premiers efforts intellectuels.

ÈRE PHILOSOPHIQUE. — PHILOSOPHIE EN GRÈCE.

La nature humaine n'a qu'une manière de procéder dans ses conceptions. Ses premiers élans sont pour l'admiration, l'enthousiasme, les formes idéales, la réflexion ne vient que plus tard, lorsque le calme se fait dans les esprits; l'homme voit seulement alors ce qu'il regarde, cherche à comprendre ce qu'il voit, et les explications et les commentaires se suivent en foule. Les sociétés de l'Asie avaient donné un grand développement aux idées cosmogéniques et religieuses. Les voyageurs grecs se mirent en rapport avec ces populations asiatiques, relativement très avancées, et rapportèrent dans leur pays des éléments d'étude et de méditation.

En pénétrant en Grèce les institutions assyriennes et autres se modifièrent selon les aptitudes spéciales à la race, elles revêtirent des formes moins vagues, les Dieux eux-mêmes se revêtirent de formes humaines, les rudiments spéculatifs devinrent les premiers linéaments de la philosophie. Le cycle des sages de la Grèce représente une période très importante du développement intellectuel. Les conceptions philosophiques eurent les mêmes origines que les idées religieuses; l'imagination avait créé ces dernières; la réflexion, c'est-à-dire la raison, s'appliquant aux mêmes objets, voulut les connaître, les expliquer.

C'est de la contemplation de l'univers que naquirent et les religions et la philosophie qui ne put avoir à ses débuts d'autres prétentions que d'étudier les éléments de la nature.

Ainsi naquit la doctrine des éléments. Il ne pouvait en être autrement. Mettons-nous à la place de nos ancêtres, en présence de la nature si belle en ces heureux pays de la lumière. Le ciel, le feu, la terre et l'eau ne seraient-ils pas pour nous, comme pour eux, des principes parfaits. Maintenant que la physique et la chimie ont descendu ces éléments du rang suprême, nous ne confondons plus les phénomènes avec leurs lois, nous en connaissons les modifications; mais nous comprenons que la doctrine des éléments dut s'imposer sans craindre la moindre objection.

Aussi les différents sages ne disputaient jamais sur le fond de la question, qui était la même pour tous, mais sur les combinaisons possibles des éléments divers. Il n'est pas besoin ici d'exposer les motifs et les noms des diverses écoles philosophiques qui se développèrent en Grèce pendant plusieurs siècles. Tout le monde connaît ces distinctions subtiles ou spécieuses qui séparaient les sages entre eux. Tel d'entre eux, séparant un élément des autres, en faisait la cause première dominatrice : ainsi l'air, le feu. Tel autre prenait deux

éléments, dont l'association rendait compte de tous les phénomènes. Ainsi Thalès regardait l'eau comme le principe uni-
versel; Anaximène, l'air; Héraclite, le feu; Hésiode, la terre.
D'où quatre sectes naturelles, qui donnent naissance à quatre
écoles, sans préjudice des sous-divisions qui se produisirent
nombreuses et variées.

Signaler les études philosophiques n'est pas s'éloigner de
la question médicale; c'est au contraire se rapprocher d'elle,
car nous allons la rencontrer englobée dans les théories, dont
elle est une des branches, comme elle était avant une des
divisions des formules religieuses.

Parmi les écoles philosophiques qui se succèdent, une seule
se distingue d'une manière sérieuse des autres, c'est la doctrine de Pythagore, et elle hâta le mouvement médical qui se
devait formuler sous le nom d'hippocratisme.

En effet, la doctrine de Pythagore ne se borne pas à des
spéculations sur des éléments simples, dont il admet toutefois
l'importance et le rôle, mais il fait intervenir un principe
nouveau, aux combinaisons primaires il ajoute une idée, celle
de la nature intelligente de l'âme. On peut presque dire que
Pythagore arrive à la conception complète de la nature
humaine. L'influence de sa doctrine se manifesta de deux
manières dans le progrès médical. Sa théorie des nombres et
des jours critiques, qu'il avait importée de son séjour en
Assyrie, se transmit dans la science hippocratique, et donna
un des éléments principaux des aphorismes de l'école de Cos.

Enfin, certains élèves de Pythagore eurent une renommée
presque exclusivement médicale; Empédocle, par exemple,
dont le souvenir de la mort tragique fait oublier les talents
hygiéniques.

Parmi les noms moins connus des élèves de Pythagore se
trouve celui de Salmoxis, dont je ne parlerais pas si je ne
rappelais une curieuse théorie de ce médecin, vraiment
étrange pour le temps où elle se produisit, et qui véritable-

ment paraît être un produit anticipé de la scolastique militante du treizième ou quatorzième siècle. Voici ce fragment :

« Pour guérir l'œil, il faut guérir la tête ; pour guérir la tête, il faut guérir le corps ; pour guérir le corps, il faut guérir les causes ou actions dominatrices de ce corps, c'est-à-dire l'âme. » Sthal ne se doutait certainement pas d'avoir un prédécesseur avant Hippocrate.

L'ère religieuse avait eu pour principal résultat d'accumuler des matériaux cliniques, sans préoccupation doctrinale.

La première période de l'ère philosophique eut pour premier effet d'appliquer aux questions médicales les méthodes de raisonnement qu'elles possédaient. En d'autres termes, la médecine en tant que science passa du domaine religieux aux écoles philosophiques. Il est inutile de donner plus de détails spéciaux à ce sujet, qui auront mieux leur place quand il sera question de l'école de Cos.

En faisant cette étude des doctrines à travers les siècles, une première conviction saisit l'esprit, c'est qu'avant le cycle hippocratique, comme pendant, comme après, comme de nos jours, on rencontre toujours les mêmes manifestations de l'intelligence humaine, les mêmes tendances, les mêmes passions. Ce qui prouve, entre parenthèse, que si nous descendons des singes, il faut que nous ayons une incalculable antiquité, puisque depuis les temps historiques, et même préhistoriques, on ne trouve nul changement dans les formes humaines, aucune modification dans les fonctions cérébrales.

De tout temps, et c'est probablement une loi nécessaire, des hommes se trouvent qui se complaisent dans la vie présente, qui sont satisfaits des choses actuelles, qui redoutent tout changement, même bon ; ce sont les Conservateurs ; en science, ce sont les Empiriques. Ils ne vivent que sur les faits acquis, sans interprétation, sans commentaire, c'est-à-dire des faits bruts, inutiles sans lumière. D'autres esprits veulent comprendre, expliquer ; avides de vérités nouvelles,

ils marchent toujours au risque de tomber souvent; ils croient
que le progrès est le prix de la lutte, ils aiment la spéculation.

Les deux camps contraires étaient les Dogmatiques, les
Empiriques. Déjà dès ce temps, la secte des Empiriques ne
fit aucun progrès. Les faits qui ne sont pas fécondés par le
raisonnement sont stériles. Les sectes dogmatiques grandissent et prospèrent; ce n'est pas utile d'en parler car elles
viennent aboutir et se confondre dans une seule doctrine,
l'Hippocratisme, cette grande et profonde théorie qui est bien
véritablement le premier échelon de toute la science médicale.

En poursuivant l'étude des systèmes, on arrive à se faire
une conviction différente des croyances communes. N'est-il
pas admis, ne répète-t-on pas chaque jour que l'art médical
est surtout le fruit de l'expérience; que l'observation simple
préside à la confection de ses lois, de ses dogmes? Il est à
peu près certain que nulle science, plus que la médecine, n'a
été le produit des théories, des hypothèses. Toujours, de tout
temps, en tout lieu, les maîtres de la science, ceux qui aident
aux progrès, ont dirigé leurs actes par suite d'idées arrêtées,
définies. L'expérimentation elle-même, quand on en faisait,
était instituée suivant un plan préconçu, elle suivait au lieu de
précéder le jugement. Les méthodes mises en pratique avaient
toujours pour point de départ les spéculations théoriques, les
idées que les auteurs se faisaient de la nature des choses et des
maladies. Il ne peut en être autrement. L'expérience sert au
praticien, mais ne règle pas les doctrines. Un ignorant seul peut
faire de l'empirisme vulgaire, se servir de moyens employés
par d'autres sans se préoccuper d'en connaître la raison d'être.

Mais le premier qui instituait un remède, une opération,
ne l'avait fait qu'après mûre réflexion. Lors même qu'il se
piquait d'imiter la nature, il ne le faisait qu'en l'imitant à sa
manière, en la commentant, c'est-à-dire que, même dans les
cas les plus simples, il faisait son raisonnement, son hypothèse,
qui pouvait être vraie ou fausse, mais qui existait.

DE L'HIPPOCRATISME.

La théorie hippocratique a eu deux rôles, le premier est d'avoir résumé les idées anciennes en une formule heureuse. Non-seulement cette formule répondit aux besoins de l'époque où elle apparut, mais elle régna de longs siècles sans modifications ; ce qui la distingue surtout, c'est qu'elle est l'idée première dont l'évolution dans les systèmes successifs constitue la science telle que nous l'avons, et que cette idée n'a pas perdu sa valeur absolue dans les révolutions apparentes qui semblaient ou tentaient de la renverser.

Comme je ne puis faire une étude complète, il me suffit de rechercher quelle fut cette idée qui fit donner le nom à la doctrine, et qui fut si féconde.

Il nous importe peu de déterminer si les œuvres dites hippocratiques appartiennent à un seul homme ou sont le résultat des travaux d'une dynastie de médecins. Nous acceptons l'opinion commune, et voyons dans Hippocrate le plus grand homme, le plus beau nom de l'histoire de notre art. Cette gloire si vivace et sans rivale encore est probablement due à cette circonstance heureuse qu'il fut le premier grand médecin de la généalogie médicale. Il n'avait ni prédécesseurs, ni rivaux, et pendant des siècles il n'eut aucun successeur que l'on put approcher de lui.

La première couronne que l'on décerne au médecin de Cos, un de ses titres à l'admiration est, pour beaucoup d'écrivains, d'avoir séparé la médecine de la philosophie. Ce qui est contraire à la vérité.

2

A l'époque où vivait Hippocrate, les sciences se dévelop-
paient, elles tendaient à se distinguer, les faits, les théories
s'accumulaient, ce n'était plus tout à fait ce mince bagage des
premiers âges, et fut-on même Bias, il devenait difficile de
tout porter avec soi.

Hippocrate prenait au sérieux le rôle et la grandeur de la
médecine, elle lui paraissait devoir suffire à la vie d'un homme.
Il professe donc que celui qui veut réussir dans cet art, être
utile à ses semblables, doit consacrer toutes ses heures aux
travaux qu'il nécessite ; qu'il doit renoncer aux vaines disputes
du portique, à la gloire douteuse de l'éloquence en plein vent.

Voilà ce qui fit croire qu'Hippocrate voulait éloigner les
médecins des études dogmatiques de la philosophie. Il en est
tout autrement, il est philosophe et s'en glorifie : « Le médecin
philosophe est égal aux dieux. » Il ne cesse de critiquer les
empiriques qui ne veulent sortir de leur routine et cultivent
un art sans le raisonner. La philosophie est la première science
que doit étudier le médecin afin de se préparer aux rigueurs
de la science. Ami de la vérité, le médecin doit pouvoir la
discerner, la juger, la rechercher.

Tout grand homme que l'on soit, on appartient toujours à
son siècle. Comme philosophe, Hippocrate avait accepté les
idées régnantes, les seules possibles alors. Il admettait la doctrine des éléments modifiée par Pythagore. C'est dans le *Traité
de la Médecine ancienne* qu'il expose clairement son système,
que Broussais découvre dans les *Aphorismes*.

Nous avons vu que chaque secte admettait comme cause
première tel élément ou tel autre. Pour les philosophes chefs
d'école, la maladie provient de la différence en plus ou en
moins de chacun des éléments combinés dans l'organisme.

Hippocrate réfute ces théories exclusives. Pour lui il ne
peut admettre qu'un seul ou deux éléments réunis constituent
la vie, qu'on puisse prétendre augmenter ou diminuer à
volonté dans un corps le sec ou l'humide, le chaud ou le froid.

La doctrine des éléments ne définit en réalité que la constitution, non les maladies. Il est démontré pour lui que l'organisme
est composé de quatre éléments, et dans son *Traité des
chaires* il en donne longuement la formation. Nous ne rap-
porterons ni ses raisonnements, ni ses preuves. Mais, dit-il,
l'équilibre existe toujours entre ces quatre éléments, le chaud,
le froid, le sec et l'humide ; il y a toujours pondération entre
eux, une exacte proportion de combinaisons.

Ce qui produit la maladie, c'est une qualité contraire, ce
n'est pas l'exagération d'un état, mais ses vices. La saleté,
l'âcreté, en un mot les *humeurs* produisent la maladie. Pur-
gez les humeurs, ou que la nature s'en débarrasse par sa
propre énergie, vous aurez la santé ou équilibre des éléments
réduits à leur combinaison primaire.

Mais cette élimination de la saleté, de l'âcreté, par la maladie ou par les remèdes, ne peut se bien faire que dans certaines conditions de temps, d'opportunité, de lutte et d'action,
en un mot de *crises* et de jours critiques.

Voilà dans toute sa simplicité la doctrine hippocratique :
elle accepte la doctrine des éléments, elle emprunte à Pythagore ses crises ; mais elle introduit dans la science un élément
de plus ; une idée : c'est l'idée de lutte, de réaction de la vie
contre ce qui n'est pas la vie. C'est l'organisme souffrant,
réagissant contre le monde extérieur, les causes morbides.

Voilà qu'apparaît pour la première fois dans le langage
scientifique ce principe, qui en traversant les âges s'appellera :
nature médicatrice, principe vital, irritation, etc. Cette idée si
féconde appartient à Hippocrate : c'est-là sa gloire.

Que dans l'*Examen des Doctrines,* Broussais critique la
théorie d'Hippocrate, la coction, les crises, il ne peut renverser les idées que ces mots contiennent. Il est évident que
le langage scientifique se perfectionne avec le temps et rend
l'idée plus claire, celle-ci reste toujours. Il combat les mots,
ne va pas au fond des choses. Il est bien certain que le mot

coction n'est pas le même qu'inflammation ; mais la coction représente la même idée, la lutte. La coction indique naïvement la phase de développement des phénomènes, qui se diront : irritation, inflammation, réaction.

Cette très brève exposition du système d'Hippocrate, montre suffisamment avec quelle simplicité il s'est introduit dans la science. Il y pénètre comme un corollaire, un développement normal des idées régnantes, des vérités admises.

Nous constaterons à chaque doctrine nouvelle cette simplicité de formation ; celle-ci ne renverse qu'en apparence les systèmes anciens. Les systèmes se succèdent en quelque sorte, comme les générations, par emboitement. Les novateurs seuls croient tout bouleverser.

Les croyances religieuses avaient consigné des observations, les sages les avaient interprétées, étudiées par un esprit philosophique, cette doctrine des éléments se transforme en une théorie : l'humorisme est créé.

C'est donc par le raisonnement, par les méthodes philosophiques qu'Hippocrate forme sa doctrine.

D'HIPPOCRATE AUX ARABES.

Il n'apparait véritablement d'hommes dits : grands, que par le fait des travaux de tous.

En politique, les hommes qui profitent des événements qui les poussent deviennent les chefs des peuples, de grands guerriers, etc.

Quand tous les matériaux sont préparés dans une science, ceux qui les résument sont : les grands savants.

Les grands artistes sont ceux qui expriment le mieux les modifications qui se font dans les lettres ou les arts. C'est parfois un hasard qui fait un grand homme. C'est plutôt en résumant qu'en devançant leurs siècles que les hommes sont illustres; cette vérité explique pourquoi ils en deviennent souvent les maîtres. Comme ils sont la personnification des idées plus ou moins obscures de la conscience universelle, ils sont naturellement suivis et écoutés par la foule, qui retrouve en eux l'écho de ses pensées. C'est ce qui fait aussi que pour rendre une vraie justice aux hommes illustres, tout en les laissant dans leurs cadres, il est essentiel de s'enquérir de ce qu'ils ont pris à leur temps, et le séparer de ce qui leur appartient en propre. Aussi tous les siècles n'ont pas leur étoile qui leur donne son nom. Ce qui n'est peut-être jamais un mal, pas plus en science qu'en politique.

Mais mon objet n'est pas de développer ces superbes raisonnements, il me suffit d'indiquer et d'expliquer en quelques mots comment il était naturel que l'Hippocratisme fournit une longue carrière à travers les siècles, sans changer de nom, malgré les travaux de détail qui se produisirent dans ces longues années. C'est que nul système philosophique ne prit naissance en s'appuyant sur des bases différentes de celles qui avaient servi à la formation de l'humorisme.

Les deux grands Grecs, Platon et Aristote, sont des continuateurs des mêmes idées, de la même philosophie que professait Hippocrate.

Platon, dans les œuvres sublimes qui ont immortalisé son nom, professait les mêmes théories. Si l'*Esprit* est supérieur à la matière, il n'en est pas séparé dans l'homme créature : L'intelligence et la matière sont essentiellement nécessaires aux manifestations de la vie. C'est, on le voit, les expressions d'Hippocrate « *Mens agitat molem.* »

Aristote, plus subtil dans sa philosophie, admet les mêmes idées sous des démonstrations différentes. La *Matière* inerte et passive, la *Forme* puissance active. L'une toujours souveraine, l'autre toujours subordonnée. La santé pour l'homme résulte de l'état moyen, de l'accord entre ces principes. Le philosophe de Stagyre ne s'éloigne pas d'Hippocrate.

Si pendant le moyen-âge, au onzième et douzième siècles, il y a des incertitudes sur les opinions d'Aristote, c'est que les savants de cette époque le connaissaient mal, et sur des textes incomplets.

Quand les deux grandes écoles rivales, le Stoïcisme et l'Epicurisme naquirent, il y eut tout d'abord des tentatives de rénovation doctrinale. Encore Zénon, le chef des Stoïciens, ne faisait-il que forcer les opinions de son maître. La puissance vitale d'Hippocrate, l'intelligence de Platon, la forme d'Aristote sont remplacées par le Pneuma. Pour les Stoïciens, le Pneuma, c'est la vie, mais il est bien difficile de définir ce qu'ils entendent par le Pneuma. Ce n'est pas le souffle, c'est ce qui le produit, c'est donc une cause, c'est le principe vital.

Quelques auteurs ont voulu faire dériver le Vitalisme moderne du Pneumatisme, c'est je pense une erreur.

La théorie stoïcienne ne pouvait donc donner une impulsion bien grande aux idées médicales, elle ne se prêtait pas assez à un développement nouveau. Car bien que je sois convaincu de la communauté de rapports des systèmes, je constate aussi qu'il faut un point de vue spécial pour déterminer une modification assez considérable, pour mériter un nom particulier. Il ne suffit pas de changer les noms, il faut encore donner des idées neuves. Aussi le Pneumatisme n'eut-il qu'un médiocre retentissement, ce fut plutôt une secte qu'un système.

Il n'en fut pas de même de la doctrine d'Épicure.

Épicure cherche à prouver que le monde et que l'homme, pour ne pas sortir de notre sujet, sont un composé d'atomes dont les rapports constituent les formes. Les vides laissés entre eux sont les espaces destinés au passage des principes nécessaires à la vie. Cette idée originale fut reprise, presque dans les mêmes temps, par Descartes et Liebnitz.

Avant Épicure on avait composé l'univers avec des principes et des causes sans bien en définir les arrangements. Ce philosophe combine son système avec plus de recherches, ou plutôt veut se rendre compte de la manière dont se composent le éléments du monde ; il reconnaît plus d'art dans les procédés de la nature. Les atomes s'accordent les uns aux autres suivant des lois déterminées, ils ne peuvent se réunir qu'en vertu d'une force supérieure. Cette cause tout inconnue qu'elle est pour lui n'en existe pas moins.

C'est de cette théorie que naquit le grand système qui prétendit remplacer l'humorisme.

On ne peut que s'étonner de constater qu'il se passa des centaines d'années avant qu'une théorie médicale paraisse en s'appuyant sur les doctrines d'Épicure.

DU MÉTHODISME.

ASCLÉPIADE.

Des siècles s'étaient écoulés sans produire un grand nom dans l'histoire médicale, quand vint à Rome un homme à l'imagination mobile, à l'éloquence brillante et facile, de manières élégantes, ayant tout ce qu'il faut pour charmer et remuer la foule.

Rome jusqu'alors n'avait pas été favorable aux médecins. Soit que les sciences, négligées dans cette ville guerrière, ne permissent pas à des hommes sérieux de suivre avec honneur les études philosophiques, soit que des médecins peu dignes compromissent la dignité de l'art par leur caractère et leur ignorance.

Caton, chacun le sait, avait été particulièrement hostile à tout ce qui venait de la Grèce, et surtout aux médecins qui, presque tous, étaient originaires de cette contrée. Quoi qu'il en soit Asclépiade débuta à Rome dans des circonstances difficiles. Pour ramener les esprits, il dut développer toutes les ressources de son élocution. Son éloquence fut goûtée, sa pratique suivie ; il put donner carrière à son activité, à son imagination.

C'était l'époque où les souvenirs d'Épicure se réveillaient, et Lucrèce allait en faire le commentaire en un poème remarquable.

Asclépiade s'empara de cette doctrine pour en construire un système médical.

Je dois convenir qu'en exaltant Asclépiade, je fais une note un peu discordante avec ce que l'histoire rapporte de cet homme célèbre.

Bon nombre de biographes s'accordent avec une unanimité suspecte pour traiter Asclépiade d'intriguant, d'ignorant dont l'audace ne respecte rien. Pour peu que l'on fasse quelques recherches, on est bientôt convaincu que, dans un grand nombre de cas, les auteurs se copient avec une scrupuleuse exactitude, et dès lors les erreurs se transmettent invariablement à travers les âges.

Pour juger un homme savant, il faut se borner à juger ses œuvres, surtout quand cet homme est depuis longtemps retiré des vivants.

Qu'est-ce que ce système ? Une des innovations les plus tranchées que l'on rencontre dans l'histoire, qui semble se séparer avec éclat du passé, et qui, en définitive, amène d'heureux résultats, surtout dans l'étude de l'étiologie des maladies.

Expliquons notre pensée.

Hippocrate avait créé la doctrine des Humeurs; il avait négligé les solides; des humeurs naissent toutes les maladies. Ce qui est vrai au fond, car les solides ne sont que des transformations des liquides. Mais ce n'est pas dans ce sens absolu qu'il faut discuter les théories en présence.

Asclépiade dit : La maladie existe quand il y a manque de rapports entre les parties constituantes des corps. Qu'il affirme que les parties constituantes des corps sont constituées par des atomes, des corpuscules qui s'accrochent, peu importe. Ce qu'il faut signaler dans son système, c'est l'idée que les mots renferment. Eh bien! il n'y a pas de doute possible, cette idée est celle-ci : *Les maladies naissent des solides.*

Voilà formulée la médecine des organes. Elle naît de la théorie d'Epicure et des travaux anatomiques antérieurs, un peu négligés peut-être par les médecins purs, mais elle est évidemment propre à exciter aux recherches pathologiques, dans l'espoir de trouver des lésions des tissus qui donnent naissance aux maladies.

C'est en raison de cette idée féconde que nous regardons Asclépiade comme un des grands promoteurs de la science médicale. Et je crois que son nom doit être conservé pour autre chose que la fameuse phrase qu'on lui attribue : « L'expectation est la méditation sur la mort. »

THÉMISON.

De cette École fut Thémison.

Il arriva à Thémison ce qui advient généralement aux successeurs des faiseurs de systèmes. Le maître crée, formule les principales lois. L'élève applique, coordonne, régularise le système, quelquefois en le dénaturant.

Nous avons dit que la doctrine du solidisme était créée.

Ce sont les solides qui sont malades! Comment le sont-ils? Voilà ce que s'est dit Thémison. A cette époque où l'ouverture des cadavres n'était pas permise, où dans beaucoup de cas, l'anatomie n'était connue que par analogie, Thémison devait suppléer par des hypothèses aux preuves pathologiques qui lui faisaient défaut.

Il disait : le tissu est ou resserré : *strictum*, ou relâché : *laxum*, ou subit une modification mixte : *mixtum*, c'est-à-dire inconnue; d'où découlaient naturellement trois classes de maladie.

Cette division, que l'on peut croire très simple, était en réalité plus compliquée que celle de l'humorisme. Elle com-

blait un vide, car évidemment il semble que beaucoup de
maladies n'attaquent que les solides, c'est-à-dire les tissus ;
en tout cas, toutes se manifestent par les organes.

Du reste, je crois que depuis que la science existe il n'y a
que trois systèmes possibles, c'est-à-dire que l'*humorisme*,
le *solidisme*, le *vitalisme*, sont les trois seules dénominations
sous lesquelles on peut discuter et baser des doctrines ; car
ces trois mots représentent les seuls principes primitifs apparents : les humeurs, les solides et la cause, ou le principe de
vie. L'apparition de ces trois dénominations s'est faite suivant
la logique humaine.

On connut les humeurs tout d'abord, ou du moins on crut
distinguer quelque chose dans ce que les anciens ont appelé
les humeurs. Puis les travaux d'anatomie aidant, on soupçonna
la valeur des tissus, des solides. Et enfin, quand on connut un
peu mieux l'organisation humaine, on vit qu'il y avait des lois
qui régissaient et les humeurs et les tissus, ce que quelques-uns
ont appelé le principe vital. Ces trois systèmes ne se distinguent
l'un de l'autre que par la prétention qu'ils ont de donner la
raison de tous les phénomènes vitaux. Ce qui les rend tous
trois incomplets, comme tout ce qui est exagéré.

La succession des systèmes suit donc, ainsi que nous le
posons, l'évolution normale des sciences dans le temps ; le
dernier ne renverse pas absolument l'autre, il le complète.

Et les systèmes médicaux, outre les déductions naturelles
imposées par les travaux propres à la science médicale, se
développent comme nous l'avons dit parallèlement à la philosophie, qui, elle, est l'inspiratrice du système, puisqu'elle
donne le raisonnement

Maintenant que dans la suite du temps divers médecins
s'efforcent de modifier les systèmes, en exhumant les traces
du passé, en pressurant les données scientifiques, pour leur
faire produire tout ce qu'elles peuvent, on ne parviendra
jamais à sortir de ce cercle infranchissable.

Il en est de la médecine comme de la philosophie, les anciens avaient indiqué toutes les grandes lignes qu'il est donné à l'esprit humain de parcourir. Seulement ils ne pouvaient en connaître les accidents, n'ayant pu les parcourir.

Les savants travaillent les uns pour les autres, le dernier venu prend la besogne où son prédécesseur l'a laissée. Il la rend plus complète à son successeur. Semblables aux lampadaires antiques, ils portent à travers les âges les flambeaux de l'humanité.

Aussi nul progrès n'est perdu et les générations actuelles jouissant du passé, auront à léguer à leurs descendants ce que les sciences auront produit pour l'ajouter au travail accumulé des siècles.

Il est bien certain que si les événements qui ont bouleversé l'empire romain n'avaient pas retardé le développement régulier du méthodisme, le moyen-âge aurait été plus avancé, et le progrès d'anatomie pathologique, au lieu de naître en quelque sorte au seizième siècle, aurait naturellement suivi l'impulsion de l'École d'Alexandrie.

GALIEN.

Arrivons à un homme que le moyen-âge a glorifié et dont les écrits ont longtemps régné sans partage, à Galien, regardé comme le rival heureux d'Hippocrate. Ce nom a été je crois trop grandi.

Il faut noter que lorsque Galien parut, la philosophie déclinait il est vrai, mais les hommes érudits connaissaient toutes les doctrines passées, et les matériaux étaient nombreux; de même pour les sciences médicales. L'anatomie elle-même, quoique souvent bornée à des analogies ne manquait pas d'étendue, grâce aux travaux d'Erasistrate, d'Hérophile, de l'École d'Alexandrie et de quelques Romains eux-mêmes, comme on peut s'en assurer par les mémoires de Pline.

qui synthétise, il analyse, va du grand au petit. Tout lui est bon, pourvu qu'il commente. Ses œuvres sont l'encyclopédie de son temps.

Quand on connut au moyen-âge les œuvres de Galien, les commentateurs de ce célèbre écrivain, trouvant dans ses livres des systèmes divers, et ne se rendant pas compte de la manière dont Galien avait composé, ses œuvres, se firent des opinions fausses et disputèrent longuement sur les points secondaires de la science. On discuta longuement sur la bile, l'atrabile, les urines.

Il en fut de Galien comme d'Aristote, on s'empara surtout du texte sans en comprendre l'esprit.

Galien ne doit pas être considéré comme le chef des Humoristes. Le galénisme, envisagé ainsi, est selon nous une erreur.

Galien était par goût, par position, par la nature de son esprit, *éclectique*.

Ce mot ne doit pas étonner les personnes qui réfléchissent à la portée des œuvres de ce médecin.

On trouvera la confirmation de l'opinion que j'émets dans l'étude des idées de Galien sur les humeurs, ses travaux sur le pouls, ses traités sur les symptômes, ses divisions des fièvres. On rencontre là les idées des ancêtres. C'est-à-dire de l'éclectisme. Mais si l'éclectisme est très bon pour un professeur, il ne peut jamais faire un chef d'École.

Si son nom fut souvent cité, ses écrits toujours invoqués, ce n'est pas parce qu'il est novateur, mais narrateur.

Que l'on me permette ici une comparaison.

Si nos monuments bibliographiques venaient à disparaître dans un nouvel incendie, sous un nouvel Omar; ce que nous n'aurions pas cru possible l'année dernière, le *Compendium* seul fut sauvé des flammes; dans les siècles futurs, les travailleurs peu attentifs ou peu intelligents attribueraient à MM. Monneret et Fleury toutes les opinions qu'ils rappellent dans leur ouvrage.

Jeune, riche, ardent et passionné pour l'étude, Galien embrasse toutes les sciences, toutes les écoles, philosophie et arts. Son immense désir de connaître et sa mémoire facile lui permettent de satisfaire ses désirs; à trente ans il était le plus érudit des hommes de son époque.

C'est ce qui explique le rôle qu'il doit jouer dans la science. Placé par la Providence dans un monde qui ne progresse plus et va bientôt finir, il résume tout ce que les générations passées ont produit pour le léguer aux siècles futurs. Aussi l'on peut trouver dans les œuvres de Galien les traces de tous les systèmes. L'hippocratisme y règne, y domine, c'est la clef de voûte de l'œuvre; le critérium qui sert à juger les théories. Mais ce n'est plus l'antique humorisme, il est enrichi des découvertes du méthodisme, et nous pourrions dire de l'empirisme. En effet, les dogmes généraux admis par lui et empruntés à l'École de Cos, Galien veut les confirmer par les œuvres d'Asclépiade.

Je ne veux pas plus m'étendre sur les œuvres de Galien que je ne l'ai fait pour les livres d'Hippocrate, je ne veux en prendre que la moëlle, comme dit Rabelais, c'est-à-dire rechercher les idées capitales, qui rendent compte de ce que l'on a voulu appeler le galénisme.

Nous indiquerons seulement que Galien partant des idées hippocratiques sur l'organisme humain, composé de quatre éléments, ayant ses liquides et ses esprits (le Pneuma de Zénon) vint ajouter à ces principes les idées de l'École romaine par l'assignation et la division des parties constituantes des corps en *parties similaires, primaires,* etc., et par la localisation des maladies dans certains organes, par exemple la *fièvre* rapportée aux vaissaux.

Mais il arrive à Galien ce qui advient presque toujours aux hommes d'une érudition immense, aidée d'une belle imagination. Il admet des lois, et de ces lois il passe aux conséquences, il divise et subdivise à l'infini. N'ayant pas le génie

Voilà le rôle de Galien dans l'histoire médicale.

Cela ne veut pas dire que son nom n'est pas justement célèbre, mais il n'est pas de ceux qui sont mis au premier rang, ce n'est pas près de celui d'Hippocrate qu'il doit être placé, mais à côté de ceux de Boorhaave ou de Sauvages.

L'apparition de Galien eut comme un rôle providentiel, car il nous conserva bien des richesses antiques. La science ne peut périr, il faut que le siècle, au siècle apporte ses richesses et ses travaux; quand un incendie consume ses trésors, la science gémit, souffre, végète, mais ne périt pas, ne recule pas, une étincelle jaillit qui brûlera quelque part, toujours il y a des roseaux qui répètent les malheurs et les gloires du passé.

Après Galien la science médicale subit les ébranlements des peuples. Elle semble péricliter, c'est que les temps sont venus où les générations vieillies doivent être remplacées par de plus vivaces. Nous espérons démontrer cependant que pour la médecine elle-même, les transformations de l'esprit humain furent un bien, servirent le progrès.

De Galien aux Arabes il n'y a rien à signaler. L'École d'Alexandrie qui brille d'un éclat mérité, ne peut fournir les éléments aux études que nous faisons.

Les dogmes de cette École sont ceux d'Hippocrate. Alexandrie continue la Grèce : en philosophie, l'École de Platon; en médecine, l'École de Cos. C'était le principal foyer des travaux anatomiques, et malgré cela elle ne fournit pas un novateur.

MOYEN-AGE.

Par un retour singulier des choses de ce monde, les sciences s'étaient réfugiées pendant les luttes de l'Empire Romain en décadence, dans l'Égypte, réputée leur berceau.

L'École d'Alexandrie, riche des matériaux immenses accumulés par les Ptolémées, était un foyer de lumière qu'un seul jour fit éteindre. L'incendie de la Bibliothèque fut un malheur incalculable, tant de beaux travaux disparurent, qu'il fut impossible de remplacer.

Les peuples nouveaux qui accouraient à la curée, ne paraissaient apporter des lointaines contrées qu'ils quittaient que des idées de plaisir et de jouissance.

La médecine, qui est plus que toutes les autres une science complexe, qui se sert et des faits précis et des brillantes hypothèses, et qui semble plutôt ramener les penseurs qui s'y livrent, vers les choses de la nature, que vers les spéculations de l'esprit, la médecine dut péricliter particulièrement par suite de la perte de beaucoup des œuvres de l'antiquité.

Cependant à notre époque il n'est plus permis de regarder la période dite du moyen-âge comme une période de barbarie, de ténèbres. Le jour se fait sur ce point comme sur bien d'autres; on ne doit plus conserver ces traditions sur les siècles qui ont précédé la renaissance.

C'est surtout sous le rapport littéraire que la réhabilitation a été la plus complète; les investigations des grammairiens ont fait un jour nouveau. Il y a lieu de penser qu'il en a été de toutes les sciences comme de la littérature. Si le progrès n'a pas été continué dans certaines sciences, il ne s'en suit pas que ces sciences aient rétrogradé.

Pour moi qui suis convaincu qu'il est dans la destinée de l'homme de progresser toujours *(excelcior)* et dans les arts et dans les sciences, que le progrès se fait par les hommes et malgré les hommes, je pense qu'aucun travail humain ne peut reculer; il peut jusqu'à un certain point rester stationnaire, mais là où le foyer semble disparaître ou s'éteindre, c'est que nous avons mal jugé et avec trop de précipitation.

Il y a transformation où nous voyons disparition.

Tout s'enchaîne dans le grand œuvre de la perfectibilité humaine. Cherchons donc les preuves que la médecine n'a pas péri, et voyons si nous ne trouverons pas de nouveaux moyens inconnus jusqu'alors, qui sont non seulement venus en aide au développement des vérités acquises, mais ont encore apporté de nouveaux procédés d'investigation.

Les temps vont naître où les théories spiritualistes vont se développer. L'antiquité qui nous a légué l'humorisme et le solidisme, ne pouvait nous donner ce qu'elle n'aurait pu comprendre, le *vitalisme*.

Jetons donc les yeux sur ces temps qui forment une longue transition entre le passé grec et latin et la naissance des écoles modernes. Dans cette longue période regardée comme une époque de ruines et de désolation, suivons la médecine dans ses oscillations parmi ces peuples qui naissent à la vie.

LES ARABISTES.

Le premier rôle dans la période que nous allons passer en revue appartient aux Arabes, et par le privilége de date et par le talent.

Venus de l'Orient, berceau des nations, conservant dans leurs mœurs et leurs habitudes le mysticisme des croyances et des pratiques religieuses que l'on retrouve dans l'antique Assyrie. Habitués à vivre dans un monde imaginaire, soumis aux influences rêveuses d'une vie contemplative, les Arabes n'étaient pas ces peuples grossiers que les historiens nous représentent.

Si dans un temps de luttes religieuses, de croisades contre les peuples, des chefs fanatiques ont commis des excès méritant à juste titre la réprobation des hommes ; si depuis, les Arabes, comme tous les disciples de Mahomet, tombèrent dans la plus stupide indolence, étouffés par les exigences d'un aveugle fatalisme, il n'en était pas de même à l'époque de la prise d'Alexandrie, et dans les années qui la suivirent.

Il y avait parmi eux beaucoup d'hommes distingués, qui, comprenant les pertes immenses occasionnées par l'incendie d'Omar, s'associèrent à Paul d'Égine pour sauver des flammes le plus possible des manuscrits.

L'École d'Alexandrie se perpétue par eux, les œuvres d'Hippocrate surtout furent l'objet des plus sérieuses études des Arabistes.

Le meilleur des anciens traducteurs d'Hippocrate, toujours consulté par les autres, est un Arabe, son nom est Honain (1).

Les médecins de cette nation purent donc puiser aux sources vives de l'école antique. Mais aux vérités simples de la science grecque, ils mêlèrent les traditions de leur pays. Superstitieux par nature, ils aiment à s'occuper des choses occultes. Ce furent les Arabes qui introduisirent les mystères de l'alchimie dans l'histoire.

Traducteurs des œuvres de l'École d'Alexandrie, ils sont les initiateurs des autres nations aux beautés de la Grèce. Leurs manuscrits servirent de base à bien des dogmes scientifiques. Si les redoutés successeurs de Mahomet étendaient leurs conquêtes par les armes, les savants Arabes conquéraient les esprits aux sciences médicales. Celles-ci pénétraient en Europe par Bagdad et Cordoue. Les médecins arabes pendant les croisades avaient une supériorité incontestée, et Saladin ne croit pouvoir faire un plus grand acte de courtoisie à Richard-Cœur-de-Lion que de lui envoyer ses médecins, au grand scandale des croisés fanatiques.

Nous avons dit que les Arabes se livraient aux travaux de l'alchimie; ces recherches curieuses devaient donner à leurs esprits des idées particulières sur les maladies, et attirer leurs regards sur des phénomènes qui n'avaient pas frappé les savants avant eux. Ils conduisirent à l'idée de *putridité*. Non que dans les ouvrages antérieurs on ne trouve ce mot, mais l'acceptation n'était pas celle qu'ils lui ont donnée.

(1) Voir les Études de mon collègue, M. Leclerc, sur les *Bibliothèques des Arabes*, etc. *Gazette médicale d'Algérie.* 1872 et ailleurs.

Les Arabistes entendaient par *putridité* une certaine modification particulière des liquides, dont nous ne pouvons donner une idée aujourd'hui que par l'expression : *Modification chimique des parties constituantes des humeurs.*

De plus, par la même logique de pensée, ils cherchaient dans certaines sécrétions les signes des maladies; les urines par exemple. Galien avait bien fait un traité des urines. Mais nous sommes fondé à dire que les travaux des Arabes sur l'uroscopie avaient d'autres origines. Ils n'étudiaient pas seulement la substance et l'aspect, mais ils considéraient l'urine en alchimistes, en devins.

Les préoccupations mystiques des Arabes, les travaux primitifs de la cabale, en se transmettant aux Européens, donnèrent naissance à une science nouvelle dans ce monde. L'alchimie se fit chimie en dépouillant les règles de l'initiation.

Le rôle des Arabes a donc été double.

1º Ils sont pour le monde moderne les premiers traducteurs des œuvres anciennes.

2º Comme les écrivains, en traduisant les idées des autres, laissent toujours tamiser un peu leurs opinions personnelles et les impressions générales admises dans leurs contrées, car ils obéissent toujours plus ou moins aux préjugés de naissance et d'éducation; il en est résulté que les Arabes, en commentant les auteurs grecs, les arrangèrent souvent à leur manière, et donnèrent au monde, non pas une traduction pure de l'humorisme, mais un mélange de la traduction antique avec leurs propres opinions. Ce fut le résultat de cette combinaison qui autorisa les savants à faire une école, et permit de considérer les auteurs arabes comme ayant un système.

Ils prirent le nom d'Arabistes.

Tel qu'ils nous le transmettaient, le système des Arabes avait un grand inconvénient. Ils ne respectaient pas assez en effet, les opinions des auteurs qu'ils traduisaient, soit qu'ils ne les comprissent pas bien, soit qu'ils obéissent, ainsi que nous l'avons dit, aux préjugés de leur nation. Cependant les idées originales qu'ils apportaient, l'étude des plantes médicinales, l'alchimie, eurent une portée sérieuse dans les sciences.

Personne aujourd'hui ne conteste l'importance de la chimie, soit que nous employons ses procédés aux recherches étiologiques ou pathologiques. Plus tard nous reviendrons sur le rôle de la chimie en médecine, rôle qui commence à peine. Bornons-nous à dire que ce sont les Arabes qui en eurent les premières notions.

Ce simple exposé confirme nos croyances; le progrès se fait jour, sous des formes nouvelles. La science médicale sort des mains des Arabes, riche d'un puissant moyen d'investigation. Les dogmes hippocratiques, les formules régulières du galénisme, y sont bien ébrèchées, mais l'idée nouvelle compense les pertes de quelques aperçus des auteurs classiques. Tout le travail du Moyen-Age, ou mieux une partie du travail du Moyen-Age, eut pour base les idées Arabes; les chercheurs du grand-œuvre en furent les continuateurs; rien de pareil n'avait eu lieu dans l'antiquité.

DU MOYEN-AGE EN EUROPE.

Pour étudier avec fruit le Moyen-Age, il faut d'abord jeter un coup d'œil d'ensemble sur cette époque, assez mal jugée. Cherchons comment elle se relie au passé, voyons si nous y trouverons des données scientifiques d'une valeur incontestable.

Généralement on écrit que l'invasion a fait reculer la civilisation. Cette assertion mérite d'être discutée.

Les nations qui se ruaient sur l'empire romain ne détruisaient pas les peuples, elles ne désiraient que se mêler aux heureux possesseurs de contrées fertiles; à côté de ces vainqueurs prétendus, vivaient les populations autocthones. Toutes les traditions romaines furent conservées. Voyez en Gaule, c'est le vaincu qui accapare le vainqueur.

Si la langue, la législation, les formes civiles et administratives persistèrent, il est naturel d'admettre que les notions scientifiques se transmirent de la même manière, surtout la médecine, qui est un art d'application de tous les temps.

Il y eut en réalité deux époques dans le Moyen-Age : la première, constituée par le temps d'invasion territoriale, pendant laquelle la crédulité des Barbares s'unit à la crédulité des anciens dominateurs du monde, mais pendant laquelle les sciences ne furent pas atteintes. La deuxième époque, véritablement la plus obscure, fut le temps des guerres des Barbares entre eux, de ces luttes engagées au profit des castes, de la féodalité, des mille tyrans qui voulaient dominer leurs rivaux. C'est le temps d'anarchie, où les livres anciens et les notions scientifiques se retirent de la scène pour se conserver.

Cette division est réelle dans le sens le plus large, et toutes ces années se ressemblent presque complétement.

La religion chrétienne prend bien la place des religions passées, les formes politiques cherchent à se distinguer des anciennes, mais rien au fond n'est changé dans les cœurs et les esprits en ce qui touche la science, la philosophie, la médecine.

On retrouve sous d'autres noms les erreurs, les préjugés, le fanatisme du paganisme. Les miracles chrétiens rappellent les miracles païens : Les impositions des mains, les guérisons obtenues par le pouvoir des reliques, n'est-ce pas la fidèle copie des guérisons obtenues par les prières des prêtres et l'intervention des dieux grecs et égyptiens, etc.

Qu'un empereur romain appelle auprès de lui ce que nous appelons un magicien, ou qu'un évêque exorcise, n'est-ce pas toujours les mêmes superstitions, la même ignorance ? Le voile qui les couvre est changé, le nom du dieu n'est plus le même. Lorsque ce sont les reliques d'un mort ou la voix d'un homme qui apportent par leur pouvoir la guérison au patient, peu importe que ce soit la parole d'un saint ou celle d'Apollon, les fémurs d'un martyr ou le bâton d'Esculape, c'est toujours même barbarie.

Nous ne soulevons pas ici une question de foi, la foi, du reste, appartient à toutes les religions; nous nous bornons seulement à signaler cette similitude des croyances populaires, qui, nées dans la nuit des temps, se perpétuent dans le monde nouveau, qui avaient vécu à côté de la philosophie des sages de la Grèce, des savants du Moyen-Age, et qui n'ont pas encore disparu du monde actuel.

La chaîne des grands hommes n'est pas interrompue par l'invasion des Barbares; les sages de la Grèce, les savants de Rome se perpétuent par les Pères de l'Église, les Arabes, les moines, les nouveaux philosophes. A côté des hommes sérieux qui cherchent dans la nature et la raison les mystères de la vie et des sciences, il y a toujours le *vulgum pecus,* le même dans tous les temps.

Les passions politiques et religieuses modifient quant aux formes les masses populaires; elles prennent alors des couleurs différentes qui les classent dans l'histoire.

Voici toute la différence qu'il y a entre les siècles dits civilisés de l'antiquité et les siècles dits barbares du Moyen-Age: C'est la forme politique, la différence de religion.

Les formes politiques des anciens favorisaient dans l'intérieur des nationalités la diffusion des sciences et des arts; dans les républiques grecques et latines, chaque citoyen se frottant en quelque sorte aux hommes intelligents qui parlaient au Forum, prenait quelque chose de cette intelligence.

Les luttes du Gymnase et de l'Académie se répercutaient dans les masses. Au Moyen-Age les populations soumises et obéissantes à des maîtres absolus ne jouissaient pas de ces franchises intellectuelles; trop éloignées, elles n'étaient jamais réunies et soulevées qu'au nom des passions religieuses ou pour des motifs d'intérêt privé.

Puis les guerres de conquêtes et celles plus tristes et plus terribles de religions, ne laissaient pas aux peuples nouveaux beaucoup de loisirs pour les consacrer aux luttes pacifiques de la science.

Eh bien ! au milieu de ces agitations passionnées des peuples, les sciences ne reculaient pas, si elles ne progressaient pas. Les sciences ne reculent jamais. Elles étaient restées ce que les anciens les avaient faites.

Voici comment ces phénomènes s'étaient produits :

D'abord les traditions se communiquent des peuples soumis aux peuples envahisseurs. Puis les courses furieuses des peuples à travers les mondes servaient aussi à la civilisation. Elles répandaient dans les masses les connaissances confinées dans de petites localités. Si Athènes perd de sa splendeur, si Rome déchoit, de toutes parts naissent des foyers moins éclatants, mais dont le nombre compense le brillant.

En Afrique, en France, en Espagne, en Italie naissent des centres scientifiques; au lieu d'un savant, mille petits aspirants à l'être apparaissent ; c'est de cette manière de voir que l'on peut encore dire que du plus grand des maux qui puisse éprouver l'humanité, la guerre, il peut encore sortir quelque chose de bien. Évidemment si les hommes avaient dépensé autant d'énergie pour le bien qu'ils en déploient pour le mal, il ne serait pas nécessaire d'invoquer une si piteuse raison que celle que je viens de donner.

Mais les véritables moyens de propagation et de conservation sont d'une part l'introduction en Europe des travaux des Arabes, d'autre part les migrations des Juifs et la formation d'institutions nouvelles, les monastères.

Au milieu des troubles perpétuels qui bouleversaient la terre, se trouvèrent des hommes qui, fatigués du bruit du monde, aspirant à une vie plus complète, demandèrent à la solitude le repos et le silence nécessaires à la perfection de leurs âmes. D'autres, inspirés par les mêmes idées, se réunirent en communauté pour travailler à leur salut.

Beaucoup, on ne peut se le dissimuler, attirés par des pensées moins sublimes, allèrent chercher dans les cloîtres le repos charnel, le bien-être et souvent le pouvoir.

La peur des batailles dut y conduire aussi bien des fidèles.

Quels que soient les motifs qui dirigèrent ces hommes, les monastères, d'abord peu nombreux, se multiplièrent grâces aux pieuses dotations et à leur puissance mondaine.

Mais comme le calme absolu, la paix complète est souvent un danger pour l'homme ; on dut diriger les aspirations de l'esprit vers les travaux innocents. Les passions du monde furent, dans quelques monastères, remplacées par la passion du savoir.

Les Ordres, nés en Angleterre, (Saint-Colomban de 580 à 615) ; et plus tard les Bénédictins, se mirent plus particulièrement à recueillir des manuscrits, imitant en cela les moines de Jérusalem, les saint Jérome, etc... (331 à 420).

La plupart des moines sont probablement d'abord des travailleurs pieux, qui entassent des richesses dont ils ne comprennent pas la valeur, car ils ignorent la langue des œuvres qu'ils arrachent à l'oubli. Les croisades aidant au travail des langues, les moines s'instruisent ; de ramasseurs de livres, ils deviennent lecteurs ; de lecteurs habiles, compositeurs et traducteurs.

C'est alors qu'aux dogmes et aux tendances du Christianisme commencent à se mêler les idées sérieuses du paganisme savant. La scolastique apparaît, née du mélange des traditions latines et du génie particulier et libre des populations franques. Aux commentateurs succèdent les libres-penseurs ; les Roscelin, Guillaume de Champeau, Abeylard, etc. les alchimistes, et de ceux-ci nous arrivons à la Renaissance proprement dite.

Quant à la médecine, elle suivit la loi commune, et ses œuvres comme ses traditions furent conservées ainsi que les traditions philosophiques.

Comme on le voit, le rôle des monastères fut considérable, puisqu'ils servirent à conserver les manuscrits et donnèrent les premiers savants. Aussi, au Moyen-Age, ce sont les religieux qui tiennent tous les emplois où le savoir est nécessaire. Ils sont médecins et partagent avec les médecins juifs et arabes les belles positions. Ils sont évêques, et les médecins évêques deviennent les médecins des rois; on compte, si je ne me trompe, trois papes qui avaient été des médecins célèbres dans leur temps.

Mais lorsque les Ordres religieux se débauchèrent, lorsque les empiétements du clergé donnèrent une direction politique aux Ordres monastiques, que les conciles eurent défendu aux prêtres de verser le sang, la science médicale abandonna les cloîtres où elle est remplacée par l'ignorance et l'imposture. Les Universités se fondent, l'influence et la science passent aux Écoles de Montpellier et de Paris. Dans ces centres, la science fut toute honorable et digne des maîtres de la Grèce et de Rome.

MÉDECINS JUIFS.

Les médecins juifs, par suite des malheurs de la nation et des préjugés qui les chassaient de partout, devinrent par suite de leur errante carrière les colporteurs naturels des sciences occultes et de la médecine grecque et arabe.

Doués d'une aptitude spéciale pour la connaissance des langues, ils purent se livrer à des études relativement supérieures à celles des médecins des cultes différents. Leur réputation de savoir fut extrême et dura longtemps. Lors même qu'ils n'eussent pas eu une supériorité réelle, leur habileté excessive à capter la confiance et séduire la crédulité, puis la mystérieuse influence qui entoure ceux qui viennent de loin ou sont proscrits, rendaient leur rôle considérable.

Ce furent des médecins juifs qui furent presque toujours employés dans les palais et les châteaux. Mais on doit ajouter que si les Juifs peuvent être regardés comme d'utiles instruments de propagation, c'est par leurs pérégrinations. Parmi eux on ne trouve aucun homme qui s'élève au-dessus de l'ordinaire et fasse école.

Les moines et les Juifs furent donc deux grands agents de propagande scientifique qui firent du Moyen-Age une époque qui n'est pas sans importance.

Il s'agit de savoir si la pratique et la théorie médicales sont à la hauteur du passé; en d'autres termes, si les médecins du Moyen-Age valent les médecins romains.

Nous avons déjà fait voir que de nouveaux moyens d'exploration avaient pris naissance ainsi que d'autres tendances d'observation introduites par les Arabes.

Ensuite nous pensons que peu de grandes vérités admises par les anciens ont été perdues.

C'est moins le nombre des volumes que leur valeur, qui transmet aux siècles futurs les traces du présent. Dans les sciences, en philosophie, nous avons presque tout ce que le monde ancien avait créé.

Pourquoi n'en serait-il pas de même de la médecine? Je conçois que les arts qui, pour traverser les siècles, ont besoin du marbre ou de la pierre, puissent déchoir et les monuments se perdre dans le bouleversement des mondes. Mais les lettres ont moins à redouter de pareils désastres.

Du reste la chirurgie a été conservée, les œuvres de Chauliac nous le prouvent; que quelques auteurs soient perdus, que leurs livres manquent, c'est un malheur, mais l'idée qu'ils ont émise n'est pas perdue, car tous les hommes à un moment donné ont une même manière de voir et de comprendre, par conséquent ils ont tous en même temps à peu près les mêmes idées ; l'important est que l'idée qui a régné persiste, elle peut aussi bien se perpétuer avec un volume qu'avec beaucoup.

Supposons que les œuvres d'un certain nombre d'auteurs modernes, et des meilleurs, disparaissent tout-à-coup. La science d'aujourd'hui ne périrait pas pour cela, elle souffrirait à peine dans quelques détails, mais les dogmes généraux, les connaissances fondamentales persisteraient.

Le Moyen-Age ne doit donc pas être trop méprisé ni regardé comme une époque de décadence. Les mutations fréquentes préparent des populations bien autrement nombreuses que celles d'Athènes et de Rome, qui avaient presque absorbé à elles seules les arts anciens ; et quand ces masses seront à peu près en équilibre, les lumières se répandront sur de plus grandes surfaces, dans un plus grand nombre d'esprits.

Le Moyen-Age est une période de transition entre les peuples anciens et les races nouvelles ; celles-ci apportent un génie spécial, celles-là les traditions. Les sciences peuvent ne pas progresser, mais elles ne reculent pas.

On peut avoir une idée de ce qui a dû se passer à ces époques en observant ce qui a lieu parmi les nations mahométanes ; comparez l'Asie d'aujourd'hui à celle d'autrefois, à l'Asie des Califes. Maintenant le repos, le silence, pas de progrès, l'immobilité. Les mœurs, les usages, les sciences sont ce qu'elles étaient il y a mille ans. En Chine cet état est plus saisissant encore. Si les conquérants de l'Europe n'avaient pas eu les besoins et les tendances qui les distinguent a un si haut degré, n'est-il pas logique de penser que le même phénomène se fut produit ? Donc il est toujours permis d'admettre que les œuvres et les traditions anciennes se sont conservées intactes jusqu'au moment où l'expansion intellectuelle se fit en Gaule.

ÈRE SCOLASTIQUE.

—.

DES ÉCOLES DE MÉDECINE.

Les écoles régulières, centres d'instruction proprement dits, furent assez longtemps à s'établir ; ce ne fut guère que vers le douzième siècle qu'elles eurent une consécration officielle, les tentatives de Charlemagne et les souvenirs de l'école de Salerne, servaient d'antécédents à ces établissements d'utilité générale.

Bien que l'école de Salerne eut une grande réputation, surtout par ses bouts-rimés qui parurent pendant les croisades, elle ne mérite pas la consécration philosophique.

Paris et Montpellier furent dès l'origine des écoles rivales ; celle de Montpellier plus ancienne de fait, celle de Paris plutôt officiellement consacrée.

Placée près de l'Espagne, sous un climat heureux, Montpellier offrait un doux asile aux voyageurs ainsi qu'aux exilés qui, sortis de l'Espagne ou de retour des croisades, venaient s'y reposer en cultivant les sciences médicales.

Aussi, là put d'abord se former une réunion de savants maîtres. Les inspirations les mieux écoutées furent naturellement les moins lointaines. L'Espagne étant proche, les Arabes durent y fleurir et avec eux les mystérieux chercheurs du grand-œuvre.

Pour contrebalancer les Arabes, on a les pèlerins revenus des croisades, et les travailleurs qui n'avaient jamais abandonné l'ombre de leurs cloîtres.

Une remarque que l'on est forcé de faire, c'est que de Montpellier dont le noble orgueil est de continuer le Cos antique, sont sorties une grande partie de ce que l'on appelle les hérésies médicales ; en un mot c'est à Montpellier que l'on vit naître le plus de systèmes, depuis Armand de Villeneuve jusqu'à M. Lordat. A Paris au contraire, les tendances de l'esprit sont portées vers les traditions grecques et latines, les novateurs n'y ont pas droit de cité.

C'est, avons-nous dit, vers les douzième et treizième siècles, que les études des antiquités grecque et romaine devinrent sérieuses.

Aristote, surtout connu par les fragments de commentateurs, fut le maître philosophique du Moyen-Age. Galien représentait les connaissances médicales ; il fut déclaré chef de l'école qui s'appellera le Galénisme.

Pendant longues années les disputes philosophiques roulèrent sur les formes logiques. Pendant longues années les médecins disputèrent entre eux non moins superficiellement. Mais comme aucun système ne réunit longtemps les mêmes suffrages, et qu'il y a toujours par le monde des esprits hardis, inquiets, qui aiment à se rendre compte du passé, du présent, et se plaisent surtout à sonder les mystères que l'avenir doit dérouler, les rêveurs, comme on les appelle toujours, se mirent au travail. Comme ils sont les antagonistes nés des satisfaits du présent, des admirateurs du passé, les querelles scientifiques prirent une tournure nouvelle plus vive.

En philosophie, c'est le temps des luttes fameuses des réalistes et des nominalistes, des Abeylard et saint Thomas.

En médecine, ce sont les galénistes et les arabistes. Ces derniers changent de nom ; ils deviennent les cabalistes, les alchimistes.

La longue période qui sépare le douzième siècle du dixhuitième vit naître, fleurir et disparaître ces diverses écoles, qui ne laissèrent aucun système écrit. Il ne pouvait en être autrement. Comment en effet à une époque d'éducation scientifique pouvoir tracer avec fruit une synthèse des opinions régnantes, et pourquoi le faire puisqu'elles étaient toutes développées antérieurement et seulement discutées dans le sens à donner aux divers détails.

Cependant beaucoup d'hommes remarquables vécurent à cette époque: Gilbert d'Angleterre, Pierre d'Albano, Raymond Lulle, Mandam de Suzze, Guy de Chauliac, etc...

Le quinzième siècle se ferme, les éléments sont dispersés dans les écoles, mais mis au jour; il ne faut que les réunir en un faisceau scientifique; les esprits sont préparés, et pour hâter le progrès, Guttemberg invente l'imprimerie, et quand le seizième siècle s'ouvre toutes les intelligences sont prêtes à la lutte.

Cette magnifique époque de la Renaissance, si attachante à étudier, si pleine de drames politiques, scientifiques et religieux, confirme une vérité saisissante. Il faut le mouvement, l'activité à l'homme pour créer. La passion élève l'intelligence. Les sciences, qui semblent n'avoir besoin que de repos et de silence pour progresser, ne se trouvent nullement souffrir des tempêtes qui bouleversent les sociétés. Quels siècles plus agités que les règnes de François 1er et Léon X, Henri II, et quels siècles plus splendides pour le développement de l'intelligence? C'est l'épanouissement des œuvres des libres-penseurs.

Pendant que tout s'agite et bouillonne dans la société du seizième siècle, les grands hommes se dévoilent dans toutes les branches de l'intelligence humaine : Penseurs profonds, artistes éminents, chirurgiens célèbres, anatomistes distingués; il suffit de citer Rondelet, Rabelais, Servet, Hervey, Baillou, Ambroise Paré, etc... Mais parmi les plus éminents au point de vue de l'étude spéciale que je fais, il faut signaler *Paracelse* et *Fernel*, c'est-à-dire le représentant du galénisme et des écoles, et le pittoresque chef de la cabale, des libres-penseurs modernes; le tenant du passé, le champion de l'avenir.

FERNEL.

Les œuvres de Fernel sont très remarquables, elles sont l'expression la plus haute de la science officielle. Elles sont empreintes des plus belles traditions hippocratiques largement comprises. Fernel vivait à cette époque de la Renaissance où l'antiquité, exhumée en quelque sorte des monastères et des bibliothèques, était multipliée par l'imprimerie et surtout étudiée avec passion par les érudits ; les chefs-d'œuvre antiques étaient mieux connus et mieux appréciés ; les textes épurés par les Budé, Rabelais, etc... rendaient Hippocrate familier aux médecins instruits.

Fernel était un des hommes les plus savants de son siècle ; il avait été un des premiers à s'approprier ce qu'il y avait d'élevé dans la théorie de Cos ; en se l'assimilant, il ne perd rien de sa personnalité.

Il localise l'âme dans le cerveau ; comme certains anciens, il accepte les éléments, qui sont des corps et non des qualités. Mais c'est surtout par ses idées de pathologie générale qu'il se montre supérieur.

Il reconnut des *liquides,* des *fluides,* des *fonctions.* « La cause éloignée des maladies est dans les humeurs ; la maladie elle-même dans les solides ; les symptômes dans les fonctions. De sorte qu'il faut chercher les traces de la maladie dans les solides, et non dans les humeurs et les fonctions. » Ces quelques mots de citation feront plus que tous les commentaires pour montrer toute la valeur des œuvres de Fernel.

Il n'y a presque rien à ajouter, il faut à peine changer quelques termes de cette formule pour exprimer ce qu'il y a de plus généralement vrai dans l'idée que l'on doit se faire de la maladie.

C'est ce qui se rapproche le plus de ce que l'on admet aujourd'hui comme vérité fondamentale. Fernel est un érudit, mais n'est pas un novateur.

DE LA CABALE.

Le mot *cabale,* qui au dire des uns veut dire *esprit,* selon d'autres, *livre ;* ce qui paraît plus naturel, car toutes les sectes ou les religions, appellent *livre,* le *livre* par excellence, le recueil de leurs dogmes.

La cabale, pour presque tout le monde, renferme la race nombreuse des alchimistes, magiciens, vendeurs d'orvietan, qui, depuis la plus haute antiquité, ont la spécialité de donner, moyennant beaux deniers comptants, des remèdes héroïques ou dévoiler pompeusement l'avenir.

Je crois qu'il y a deux origines, deux sectes dans le camp de la cabale, l'une vulgaire, l'autre scientifique; et M. Frank n'aurait pas fait un travail philosophique important sur ce sujet s'il n'y avait pas eu matière.

Je n'envisage pas la question au même point de vue que ce philosophe éminent, cela se conçoit.

Quand, dans la suite des siècles, on étudie la marche de la science, on peut s'assurer qu'à côté d'elle, marchant parallèlement, vivent des croyances populaires qui ne paraissent reposer sur aucun fondement, mais qui n'ont pas moins dans leur durée la ténacité vivace des plantes sauvages. De tous temps il y a eu des commères, des rebouteurs, des magiciens.

Fille de l'Assyrie, la magie passe aux Grecs; l'astrologie fut toujours en vogue à Rome, et sa plus belle époque fut lors de la décadence des Romains. Chaque empereur du Bas-Empire avait à la cour un de ces fatidiques personnages dont les fonctions étaient considérées comme importantes. Plus d'une Lenormand faisait fortune aux dépens des sénateurs et des dames romaines.

En général les traditions mauvaises, les superstitions ridicules ou barbares se transmettent avec une rare fidélité des peuples aux peuples. Il est plus difficile d'extirper une petite hérésie, une stupidité, que de répandre une vérité. Les masses sont ainsi faites, qu'il suffit de leur présenter avec mystère et surtout avec audace les plus grosses sottises, pour qu'elles soient acceptées avec empressement. N'en est-il pas de même de nos jours? Les exemples récents ne font pas défaut pour montrer cette marche parallèle et inégale des idées fausses et des idées vraies.

Ainsi ne voit-on pas chaque jour apparaître un remède secret, les commères de toute position n'en ont-elles pas toujours un à placer. D'où viennent ces remèdes? Des œuvres médicales anciennes rejetées par les médecins d'autrefois comme absurdes, ils sont recuillis par la foule. Pour s'en assurer il n'y a qu'à jeter un coup d'œil sur les formulaires des différentes époques.

Il faut un certain temps pour répandre une idée et la retirer lorsqu'elle est vieillie. Il y a des inégalités de niveau dans l'intelligence des populations. J'ai pour habitude de comparer le travail de pénétration des idées dans les masses, à l'image vraie des ronds que l'homme de Molière fait dans son puits. Les cercles se détruisent successivement en s'agrandissant; mais le premier formé, en arrivant à la circonférence, est relativement vieux comparé au dernier produit. Ainsi vont les idées; un homme les émet, ses pairs en intelligence les acceptent et les répandent, mais que de temps pour arriver du créateur à la masse et réciproquement, que de temps pour que l'idée vieillie soit remplacée par de plus jeunes.

L'intelligence au centre, l'ignorance à la circonférence.

Eh bien! les tendances ridicules qui subsistent quand même, la magie, l'astrologie, ses règles, furent une des origines de la cabale. Toutes ces pratiques passèrent en entier du Bas-Empire à la Gaule, des Romains aux Francs; et l'astrologie progressait, ses fidèles se multipliaient quand la science marchait d'un pas lent et pénible.

D'autre part, nous avons dit en parlant des Arabes qu'ils avaient inventé un nouveau procédé d'investigation, donné les origines de la chimie : lorsque leurs travaux pénétrèrent en Europe, ils furent reçus avec avidité.

Les savants chercheurs de corps, les alchimistes véritables, s'absorbaient dans les travaux de la chimie. Comme il leur fallait du recueillement, que la science n'était pas faite, le mot n'était pas dit à tous ; que des signes particuliers inconnus des infidèles étaient employés, qu'ils allumaient des fourneaux, et qu'enfin la lampe laborieuse éclairait souvent pendant de longues nuits leurs savants travaux, bientôt tous ces fervents travailleurs furent regardés comme des êtres à part, dont la langue mystique, les pratiques bizarres devaient être certainement des œuvres du démon. Ils furent déclarés magiciens, sorciers.

Voilà les deux origines de la cabale : les superstitions anciennes, la chimie nouvelle.

A l'époque du Moyen-Age, lorsque la lutte de la raison commence contre les exigences mondaines et philosophiques du clergé, la cabale prit un certain manteau politique dû aux circonstances.

Avant que l'imprimerie fut inventée, tous les libre-penseurs, les savants avaient dans leurs relations des signes particuliers qui les faisaient signaler comme suspects. A ces époques de lutte et de fanatisme religieux, beaucoup d'hommes, dont le crime était d'être supérieurs, furent englobés dans des haines politiques sous prétexte de magie, d'alchimie, par les gouvernements intolérants. Tout libre-penseur sentait quelque peu le roussi.

D'un autre côté, lorsque les universités furent créées, comme elles étaient instituées sur des bases officielles dont les dogmes scientifiques, décrétés d'avance, étaient aussi immuables que les dogmes religieux et par suite aussi imperfectibles, il s'en suivit que tout ce qui marchait en avant, tout ce qui n'admettait pas comme articles définitifs de foi les vérités acquises et avait le noble orgueil de découvrir encore ; tout cela faisait naturellement opposition aux universités.

4

Souvent ces savants, ces frondeurs furent confondus sans distinction d'origine par leurs antagonistes sous le nom d'alchimistes.

Voilà ce qui parait le plus exact sur ce que l'on appelle la cabale, soit charlatanesque, scientifique ou politique.

Maintenant dans cette population, il y avait une secte plus spécialement adonnée aux choses occultes : la cabale proprement dite, qui fit de l'astrologie et de la chimie, c'est de celle-là qu'est sorti Paracelse. Nous en dirons quelques mots.

Les raisonneurs de cette secte admettaient que la terre, tout ce qui l'habite et l'homme n'étaient que la représentation en petit, *microscome*, d'un autre monde ou univers, *macroscome*. Et puisque tout ce qui se fait ici est écrit là-haut, il s'ensuit que l'on peut voir là-haut tout ce qui se fait ou se fera ici-bas ; pour cela il ne s'agit que d'avoir de bons yeux ou du moins de bonnes lunettes et de bonnes règles. Voilà l'astrologie justifiée.

Il y a aussi un homme primitif. Le grand Limbus ou Dieu a pour émanation virtualiter et spiritualiter, le petit Limbus ou Adam. Sans vouloir pénétrer plus qu'il ne convient dans cette étude, nous dirons, puisque l'homme a sa représentation céleste ou *mumie* (principe spirituel) et la Lymphe (principe temporel), il en résulte que l'on peut arriver à la connaissance *exacte de ses destinées* en étudiant les *signatures* ou indices de ses marques dans les cieux.

Voilà toute l'astrologie, et son application à la médecine en découle facilement, ce que nous dirons en parlant de Paracelse.

PARACELSE.

On peut d'abord déclarer que, comme médecin praticien, Paracelse ne mérite aucune citation, même la plus minime.

Astrologue, en ce cas, il est forcé d'admettre la doctrine des signatures, des sachets, les formules cabalistiques, portées sur la partie malade.

C'est seulement comme métaphysicien et surtout comme chimiste qu'il mérite d'être signalé parmi les hommes qui ont rendu service à la science, et, pour mon compte, je m'arrête à parler de lui parce que ses écrits ont été le point de départ de la troisième grande doctrine médicale : *le vitalisme*.

C'est par l'intermédiaire des œuvres de Paracelse que les tendances nouvelles s'introduisent dans la science et viennent se fondre plus tard avec les doctrines de l'antiquité.

Emporté par un caractère ardent, tourmenté de passions qui dirigent non-seulement ses actions, mais ses travaux, il s'occupe un peu de tout à l'aventure, suivant ses jours bons ou mauvais. Sans éducation médicale, son rôle est de paraître novateur à tout prix. Les quelques notions de médecine qu'il a retenu, il les mêle à ses conceptions systématiques. Pour connaître sa manière de procéder, nous n'avons qu'à étudier sa classification des maladies.

Galien avait divisé la matière de l'hygiène en cinq parties ; l'homme vivant est soumis d'une façon absolue à ses lois. C'est-à-dire, lorsque les circonstances hygiéniques se pervertissent, il en résulte des causes de maladie pour l'homme. Ces parties de l'hygiène, chacun les connaît. Les *ingesta,* les *circumfusa,* etc., etc.

Cette division simple et facile à être comprise, n'impose pas aux esprits. Paracelse la modifie. Des influences hygiéniques, il fait des êtres abstraits. Des *species* intermédiaires entre les génies particuliers et l'univers, gouvernent les phénomènes que nous observons, soit dans le monde extérieur, soit dans l'homme.

Ces génies nous protègent, nous surveillent dans nos fonctions, pendant toute notre vie ; ils peuvent même nous dévoiler l'avenir.

Au lieu de dire : « Les maladies naissent par suite de l'altération des *circumfusa,* » pour maintenir le mot de Galien, il dit : « Les maladies nous arrivent par le moyen de l'*Ens Astro-rum,* » l'être qui dirige les influences atmosphériques.

Ce ne sont plus les influences elles-mêmes qui sont la cause, mais c'est l'esprit qui occasionne les maladies. Les *ingesta* sont transformés en *Ens Veneni,* etc., etc. Et ces nouvelles dénominations de faits vulgaires donnent à ses travaux un air mystérieux et profond qui séduit ses auditeurs ou ses lecteurs.

C'est cette création de génies intermédiaires, surveillants actifs de la vie, qui donna naissance à la grande doctrine des Vitalistes.

On dit que Van Helmont a emprunté son archée à Paracelse; je n'ai pu trouver ce mot dans les œuvres de celui-ci, mais l'idée est la même, par conséquent il est juste de dire que Van Helmont s'est inspiré de Paracelse.

Les travaux de cet homme original ont été très utiles à la matière médicale; occupé à étudier les corps, et surtout ceux que l'on appelait simples, attribuant à chacun d'eux des propriétés particulières, il avait beau jeu contre la pharmacologie si compliquée de son époque. Il devait rejeter les médicaments composés pour n'employer que des substances simples ou d'autres jouissant de propriétés analogues dont les pouvoirs virtuels se complétaient pour agir sur les affections morbides des individus.

En résumé, le rôle de Paracelse ne fut ni si grand ni si inutile que ses prôneurs ou ses détracteurs l'ont écrit. Il fut inventeur, ingénieux et audacieux. N'eût-on de lui que l'antimoine, ce serait déjà beaucoup. Ce qui le grandit le plus aux yeux de la postérité, c'est la grande importance que ses élèves et ses imitateurs acquièrent soit en cultivant la chimie avec persévérance, soit en déterminant l'éclosion de théories médicales qui eurent du retentissement.

VITALISTES.

—

VAN HELMONT.

En 1577 vivait un homme dont le caractère enthousiaste eût fait au huitième ou neuvième siècle un solitaire, un contemplateur mystique de la divinité. Arrivant à une époque de travail et de discipline, les tendances de son esprit le portèrent aux études les plus environnées de nuages, celles qui permettaient un libre essor à l'imagination.

Ce n'est pas ici le lieu d'étudier ce caractère et cette vie; il nous suffit de savoir que de bonne foi et par tempérament, Van Helmont se livrait aux études auxquelles il succomba, car il fut, peut-être, victime de ses opinions scientifiques.

C'est à la suite de la lecture des œuvres de Paracelse qu'il créa son système, dont nous allons essayer d'exposer les principes essentiels.

L'eau est la cause première, le principe élémentaire d'où naissent tous les corps physiques, la terre elle-même.

Il n'est pas nécessaire que la matière soit douée d'une disposition particulière pour qu'un corps soit formé.

Le *ferment,* qui est un moyen, n'est ni une forme ni un accident; il préexite à la semence développée par lui. Le ferment répand une odeur particulière qui appelle l'*archée :* c'est l'*aura vitalis.* Chaque élément a son ferment.

L'eau forme des gaz, principes des corps, sous l'influence du ferment ou de l'*archée.*

Le *blas* est le principe du mouvement des étoiles; *bessar,* celui des plantes; *bur,* des métaux.

L'*archée est l'âme sentante,* elle a son siège dans l'estomac. La volonté est dans le cœur, la mémoire dans le cerveau.

L'âme sentante, ou archée, agit par l'intermédiaire des esprits vitaux et les nerfs, organes de la sensation. L'archée surveille surtout le pylore, règle la digestion, etc...

Les maladies sont des erreurs, des frayeurs ou des négligences de l'archée. L'archée s'offense quelquefois, se fâche; c'est alors que peut naître l'inflammation. C'est cette manière d'expliquer l'irritation qui a donné naissance à cette phrase : *Épine de Van Helmont.*

Si l'archée peut s'irriter ou s'oublier, il est juste de penser qu'il suffit de le tenir toujours satisfait, et surtout éveillé; il faut donc régler sa vie selon ses désirs pour être bien portant. Quand il erre ou qu'il s'irrite, il faut le calmer, l'éveiller. Donc toute la thérapeutique doit être appliquée à l'archée, non à ses manifestations qui sont les maladies. Calmez l'*archée*, la maladie disparaît; réveillez-le, vous êtes guéri.

Voilà, dans ses formes arrêtées, la théorie de Van Helmont. Certes elle est très compliquée et de prime abord très barbare; mais nous la trouverons plus simple en la dégageant de ses langes. Cherchons la pensée, telle qu'elle doit être comprise. Il faut étudier, avons-nous dit, un système en cherchant son principe par rapport au temps où il a paru. Puis par rapport aussi à notre époque. Pour comprendre les idées anciennes et les comparer aux modernes, il faut les traduire. Essayons de traduire Van Helmont. Quand cet auteur commence à écrire, les idées philosophiques étaient très avancées, les luttes doctrinales vives, le monde scientifique était traversé par deux courants contraires, les commentaires de l'ancienne Grèce, d'Aristote surtout; les travaux des libres penseurs, la philosophie moderne.

L'érudition grecque et latine était sous la bannière de l'Université; l'opposition était représentée par les adeptes et successeurs des Arabes et d'Abeylard : la réforme pénétrait dans tout, religion, sciences, arts; l'on était presque arrivé à cette grande époque où naquit Descartes, qui délimite la philosophie

moderne. Du reste, quand Van Helmont eût pu connaître
Descartes, son esprit n'était pas assez pratique pour adopter
les données sévères de ses œuvres.

Quoi qu'il en soit, certains esprits n'étaient plus satisfaits
d'Aristote; ils avaient besoin d'explications nouvelles pour des
phénomènes nouveaux. Les anciens ne rendaient pas suffisamment compte des lois de la vie par exemple. La cabale et
Paracelse particulièrement, apportaient des idées plus sédui-
santes, plus spécieuses aussi, qui eurent une grande influence
sur Van Helmont; aussi il combina dans sa doctrine les éléments tirés des sources officielles aristoteliques aux impressions dérivées de Paracelse. Je m'explique : Aristote a dit :
L'univers est un composé de deux principes, la *matière*
passive et la *forme* dominatrice.

Van Helmont, dit : L'eau est le principe matériel, l'archée est la *forme*, la *puissance* qui combine les éléments
de l'eau.

Van Helmont prend donc cette idée à Aristote; mais comme
la relation entre la forme et la matière ne lui parait pas encore
complétement expliquée, il cherche un moyen terme, trait-
d'union entre les deux. Ainsi, en chimie, deux corps, pour se
combiner, ont besoin de la présence d'un agent.

Ce nouvel élément, Van Helmont le prend dans l'École qui
a particulièrement ses affections, et trouve les Génies de
Paracelse; avec eux il fait les archées et tous ces mondes
dont nous avons donné un aperçu plus haut. En résumé, il
n'ajoute que le moyen terme à la doctrine ancienne. C'est
l'élément de combinaison qui deviendra le principe vital.

Nous n'avons pas besoin d'insister sur plus de détails, il
suffit à notre but de montrer les points saillants de la doctrine,
d'indiquer comment elle a pris naissance, quelles sont ses
filiations.

En étudiant Van Helmont, on est frappé de la simplicité
avec laquelle sa doctrine naquit. Nous voyons très clairement

comment son auteur, imbu des idées philosophiques régnantes, prit dans les camps opposés ce qu'il crut le meilleur.

Il fut original et neuf sans rompre avec le passé.

C'est ce qui arrive pour les systèmes. Nous l'avons dit, pour qu'il soit admis, il ne suffit pas que le système soit neuf, sorte tout créé d'un cerveau olympien, mais aussi qu'il soit compris, et pour l'être, il ne faut pas qu'il se sépare du présent et du passé, mais qu'il paraisse les perfectionner.

Cette idée confirme encore notre opinion que tous les systèmes sont au fond peu différents les uns des autres; ils forment une série comparable aux ordres zoologiques.

Si l'on veut comparer les ordres extrêmes, on est choqué des disparates; mais en suivant les échelons on comprend la logique de la classification.

Ainsi nous avons vu l'hippocratisme formé par l'addition d'une simple idée aux idées antérieures; Asclépiades apporte son contingent aux vérités connues; nous voyons comment Van Helmont, pénétré des idées régnantes et de l'érudition antique, modifie profondément l'humorisme, en apportant une idée de plus aux idées générales, idées fournies par le spiritualisme développé au moyen-âge, et le vitalisme se trouve fixé par la fusion des dogmes.

ANIMISME.

STAHL (de 1660 à 1734).

Nous voici véritablement arrivés à une ère nouvelle dans les fastes scientifiques, période de novations dans les procédés intellectuels. Il y a un besoin de précision dans les esprits qui n'avait pas encore été si développé. La raison pure est invoquée comme antérieure aux vérités acquises, il faut dans l'ordre moral et dans l'ordre physique des preuves irrécusables ; raisonnement sans subtilité, logique sans syllogisme.

Bacon et Descartes, en formulant les lois qui doivent diriger l'entendement humain, se sont mis à la tête du mouvement scientifique. Il nous suffit d'indiquer cet événement.

Nous avons vu que jusqu'au seizième siècle ce furent des métaphysiciens ou des médecins philosophants qui avaient créé les systèmes médicaux. Nous allons montrer maintenant que, bien qu'adoptant certains principes admis par la philosophie, les médecins ne suivront plus les procédés métaphysiques, mais ils se serviront des méthodes nouvelles employées en philosophie.

On peut réellement dire que la médecine physiologique vient de naître. Et si plus tard par Broussais elle s'intitule si fièrement ainsi, c'est plus au talent et à la valeur de l'athlète, qu'à la réalité de la dénomination qu'elle doit son titre. Du reste Broussais l'accorde à peu près en regardant Bordeu comme le premier médecin physiologique.

La transition entre ces deux états n'est ni brusque ni volontaire, elle est lente, timide mais saisissable. Et Stahl sera pour moi le trait-d'union entre les deux époques. C'est le dernier auteur qui mêle les spéculations métaphysiques aux faits physiques; c'est le dernier soir du passé, le premier soleil de l'avenir. Après lui Hofmann, Boerrhaave, etc., etc. Tous les écrivains seront physiologistes; ils auront des nuances différentes suivant les temps. Chimistes, mécaniciens, etc., etc., mais toujours ils partiront des faits contingents pour assurer leur opinion.

Enfin les découvertes anatomiques sont très nombreuses et très importantes. Dans cette esquisse forcément rapide des systèmes, je ne puis montrer toute l'importance de ces découvertes immortelles sur le développement de la médecine. Je ne veux qu'indiquer aux esprits attentifs qui recherchent avec curiosité les procédés que l'esprit humain emploie pour arriver à se perfectionner. Je veux seulement indiquer les sources réelles où puisèrent les grands hommes qui honorèrent la médecine; je veux indiquer la loi philosophique, presque fatale, qui préside à la marche de la science.

Ce qui frappe tout d'abord en étudiant Stahl, c'est la variété de ses travaux, l'étendue de ses connaissances.

Professeur illustre, il s'était pénétré de toutes les œuvres de ses prédécesseurs, de ses contemporains. Il procède de Descartes bien qu'il s'efforce de lutter contre son influence. Ce dernier, dans des travaux bien inférieurs à son discours sur la Méthode, imagine une combinaison bizarre des mondes. En appliquant sa théorie à l'homme, Descartes avait décidé que l'âme humaine était placée dans la grande pinéale, et qu'elle présidait à tous les mouvements humains. Nous avons vu à propos de Van Helmont, que celui-ci admettait trois éléments dans l'organisme humain : la matière, le ferment, l'âme sentante ou archée.

Stahl, par ses premières études, était un élève de Van

Helmont. Chimiste distingué, il avait étudié avec passion le maître Belge. Ces deux influences du système de Descartes et de la doctrine de Van Helmont se combinèrent dans son esprit, il en résulta un système nouveau qui fut l'animisme.

Il ne fait que peu de modifications à Van Helmont; l'archée devient l'âme. Quelques auteurs veulent voir dans l'âme le *principe vital,* et les vitalistes se diront disciples de Stahl; je crois que l'on peut discuter cette opinion, et admettre que pour Stahl le mot âme représentait l'idée cartésienne, ce principe immortel dont nous avons la conscience et qui résume toutes nos puissances intellectuelles.

Pour Stahl, l'âme, la *puissance immatérielle* était la dominatrice, la régente des actes vitaux; le corps est fait pour l'âme, c'est sa fin, sa destinée; l'âme le gouverne « regat, augeat, minuat, et pro suo arbitrio vertet atque flectat (de Scopo). » Cette phrase est claire, rien ne se passe dans l'organisme sans sa participation; les mouvements, la nutrition sont sous la détermination de l'âme. Tout le corps en un mot est réglé par l'âme immortelle.

On voit que Stahl n'a pas beaucoup modifié Van Helmont; avec le ferment il abandonne les mille petits dominateurs subalternes distribués dans le corps; il ne met pas un petit archée dans le cœur, dans le cerveau, obéissant au souverain qui trône dans l'estomac. L'âme pénètre le corps et le gouverne directement. La matière est passive. Les tempéraments sont produits par l'âme, la mort même est soumise à sa volonté, à plus forte raison les maladies doivent-elles être sous la dépendance de cette autocratique puissance. Aussi les mouvements fébriles sont-ils tous raisonnés et dirigés par elle. Il est vrai de dire qu'elle ne se sert de la fièvre que pour sauvegarder ses subordonnés.

La fièvre est le mode de défense de l'âme contre les actions extérieures contraires à la bonne harmonie des actes vitaux. Ceci se rapproche de la coction hippocratique. Mais c'est aussi parfois par négligence de l'âme que le corps est malade. Alors il se passe des phénomènes désordonnés puisqu'ils ne sont plus raisonnés et dont les suites produisent la *pléthore*.

La pléthore est l'obstruction des organes négligés par l'âme. Voilà la grande cause des maladies. A cette cause unique, il ne faut opposer qu'une seule série de contraires. La thérapeutique se trouve réduite aux désobstruants. La saignée a raison de toutes les maladies.

On le voit, Stahl arrive facilement à une thérapeutique peu embarrassante pour le praticien, et on ne peut, en étudiant ce système et le comparant aux idées modernes et anciennes, s'empêcher de trouver un peu faible une théorie qui a eu tant de retentissement.

Je ne comprends pas bien pourquoi M. Lordat dit que le but de Stahl était de s'opposer aux idées de Descartes sur l'essence des êtres. Je ne vois dans Stahl que le rôle, fort beau du reste, de servir de transition aux doctrines. C'est un érudit qui peut-être voudrait bien résister aux tendances nouvelles, mais qui est entraîné à les suivre, à les répandre. Ce qui rendait facile sa grande popularité, ce fut la circonstance heureuse d'appartenir à une Université en renom, et d'être très habile professeur.

On a d'autre part glorifié Stahl d'avoir débarrassé la médecine des théories chimiques et physiques; je pense que ce sont des métaphysiques dont on veut parler, car les théories chimiques et physiques proprement dites ne pouvaient encore être formulées, les sciences qui devaient leur servir de base étant encore en enfance. Des idées de la cabale, des tourbillons de Descartes, à la bonne heure.

Quant à être le chef du vitalisme, ce serait encore pour nous une erreur, comme nous l'avons dit, car nous croyons avoir montré que l'âme sentante de Stahl n'est pas le principe vital.

Stahl a-t-il eu une bien grande influence comme chef d'école? c'est ce que l'on pourrait peut-être se demander.

Le résultat de l'enquête ne lui serait pas favorable. En effet, si son influence eût dominé la science, il aurait eu des élèves, et nous n'en voyons pas de directs de son vivant. Son rival Hofmann a édifié un système qui a eu un plus bel avenir. Si plus tard Sauvages, Barthez se disent élèves de Stahl, c'est une fausse interprétation de doctrines.

Stahl est trop du passé par son érudition, pas assez de l'avenir par ses tendances pour se faire des partisans; les moyens termes n'ont jamais de successeurs.

ÈRE PHYSIOLOGIQUE.

—

FRÉDÉRIC HOFMANN.

C'est une heureuse circonstance, et surtout une grande gloire pour une École de posséder dans son sein et aux mêmes jours, deux professeurs illustres dont les noms font autorité dans la science. L'Université de Halle avait cette bonne fortune au dix-septième siècle. Hofmann et Stahl, par l'éclat de leurs talents, la faisaient briller d'une manière incomparable. Tous deux étaient laborieux, érudits, éloquents.

Stahl, d'un caractère irritable, plus métaphysicien, plus chimiste, avait un parler très en harmonie avec les habitudes scolastiques. Hofmann, d'une composition plus facile, étant surtout adonné aux travaux anatomiques, était forcément entraîné vers d'autres voies.

Les études anatomiques, bien que prêtant encore aux déductions systématiques, ne sont pas d'un accès si facile à la foule ; il faut, pour comprendre les théories qui reposent sur elles, une initiation qui n'est pas nécessaire pour écouter et croire comprendre les conceptions qui n'ont pour base que le raisonnement.

Il put se faire que Stahl eût plus d'auditeurs et d'admirateurs de son vivant qu'Hofmann, mais celui-ci eut plus de prosélytes et d'élèves parmi les savants qui le lurent et lui succédèrent.

Nous développerons quelque peu les idées d'Hofmann, parce qu'elles furent admises et suivies par un grand nombre de médecins ; Glisson, Liebnitz, Cullen, etc., etc., sont des sectateurs d'Hofmann.

Il n'y a plus que des nuances légères amenées par les découvertes anatomiques et physiologiques successives qui différencièrent presque tous les systèmes postérieurs à celui que nous étudions.

Pour formuler son système, Hofmann commence par poser des idées générales en forme d'axiomes dont nous donnerons les conclusions ici : « Ce qui peut être augmenté ou diminué et se donner le mouvement n'est ni immatériel, ni spirituel, ni appartient à une matière inerte ; c'est donc autre chose de particulier, d'essentiel ; et ce principe essentiel qui donne le mouvement à la matière est le *spiritus,* les *esprits.* Les esprits sont des deux natures : de la nature matérielle, de l'immatérielle ; ils sont *Anglici aut Humani.* »

Voilà déjà une différence d'avec les théories de Stahl ; c'est revenir sous une autre forme au principe vital. D'un autre côté Hofmann éloigne l'âme des relations physiques, l'âme n'a pas de sensation.

Il y a dans les doctrines d'Hofmann à propos de l'âme quelque chose d'obscur, qu'il n'est pas facile de saisir, car lui-même craint d'être accusé de matérialisme. Ce n'est qu'après avoir fait sa doctrine, et dans ses commentaires, qu'il expose complétement ses idées sur l'âme, et qu'il donne la célèbre définition de l'homme que M. de Bonald a renouvelée : « L'homme est une intelligence servie par des organes. »

Ainsi pour Hofmann il y a deux choses bien séparées qui n'ont de rapport que de sujet à maître, dont les natures sont bien distinctes, et l'on ne doit jamais les confondre dans l'étude que l'on fait soit de l'âme, soit du corps.

Cette idée est très juste et très profonde, et l'on ne peut disconvenir que c'est un beau titre de gloire à Hofmann d'avoir posé nettement le problème que la médecine et la physiologie ont à résoudre, d'avoir éloigné les idées métaphysiques qui obscurcissent aussi souvent qu'elles éclairent certaines questions.

La vie est l'ensemble des fonctions, la force provocatrice n'est ni dans la matière, ni dans l'âme. La mort est la cessation des fonctions, elle ne dépend pas de l'âme.

Les mouvements, soit qu'ils servent à la vie de relation, ou à la vie végétative, sont complétement mécaniques. Cependant dans les actes volontaires ils obéissent aux impulsions de l'âme. Les mouvements sont produits par *l'élasticité* des tissus, non-seulement des canaux, mais de toutes les parties du corps *(De Vi elasticâ fibrarum)*. Et l'on entend par élasticité des tissus « intelligemus ea, quœ extra locum suum quietis, vi quadam, aut comprimuntur, aut distendemtur et postea, vi suâ propriâ in pristinum locum suum et figuram se restituant. » Quant à cette remarquable propriété, elle est produite par l'action de l'âme et du système nerveux.

Si les nerfs, sous une influence étrangère ou interne frissonnent, ont une contraction, cette contraction, cet état spasmodique est la *fièvre*. La fièvre ne peut avoir lieu sans le *spasme*. Le spasme est donc au fond de toutes les maladies ; en d'autres termes, toutes les maladies sont sous la dépendance du système nerveux.

Cette conclusion de la théorie conduit encore forcément à une thérapeutique méthodique peu variée, puisque ce n'est qu'à des nuances d'un même fait que l'on a affaire.

Aussi, bien qu'Hofmann ait laissé une bonne réputation de praticien, il n'en est pas moins vrai qu'il ne pouvait avoir une thérapeutique bien diverse. L'expectation était un de ses plus grands moyens, quelquefois la saignée quand il y a pléthore. Mais pour lui la pléthore n'est pas l'état que Stahl désigne par ce nom, c'est un accident local. Voilà le fond de la doctrine d'Hofmann.

Beaucoup d'auteurs s'en sont inspirés et même, suivant certains critiques qui pensent que l'on n'invente rien, Broussais aurait trouvé la gastrite dans l'écrivain du dix-septième siècle.

J'ai déjà expliqué comment on devait comprendre les systè-mes et comment on peut accorder à un inventeur tous les mérites qu'il réclame sans l'accuser de plagiat, lors même que dans les œuvres antérieures on trouve des points de doctrine analogue. Ce sont de nouveaux rapports, aperçus à propos d'une même idée, qui différencient les systèmes. Et puis plusieurs hommes peuvent avoir les mêmes idées en même temps. Il y a quelques années nous avons eu des coïncidences retentissantes pour des disputes de priorité.

M. de Rémusat fait les mêmes réflexions dans sa vie de Newton en le comparant à Leibnitz. (*Revue des Deux Mondes*, 1856).

Si nous mettons maintenant les systèmes de Stahl et d'Hof-mann en présence, nous trouverons entre eux une immense différence, et cette scission est radicalement posée dès le début. Et selon nous tout l'avantage reste à Hofmann.

Pourtant ces deux auteurs étaient contemporains, d'où vient donc cette divergence dans leurs idées; car nous avons dit à une époque donnée, tous les esprits pensent à peu près de la même manière, ce qui fait que ce qui est inventé est compris.

Cette différence vient uniquement des études premières des deux auteurs.

Si l'on enlève les *esprits* de la théorie d'Hofmann, elle reste debout; l'élasticité des tissus, fait vrai, en donne la raison suffisante. On sent dans les œuvres d'Hofmann que la vérita-ble méthode s'essaie; elle n'est pas aussi évidente dans les œuvres de son rival.

En résumé, Stahl est encore plus métaphysicien que phy-siologiste, Hofmann est plus physiologiste que métaphysicien et ses œuvres ont plus servi à l'avenir, quelque éclat que cel-les de Stahl aient eu à leur naissance.

Un des médecins qui acceptèrent avec le plus d'empresse-ment la doctrine de l'élasticité et du spasme sans trop la modifier, c'est Glisson. Nous n'en dirons que quelques mots,

5

car dans notre aperçu nous ne pouvons donner tous les détails ;
nous devons nous en tenir aux grandes divisions, aux filiations
qui firent époque. Autrement nous ne pourrions mener à point
cette immense étude.

Glisson spécifia ce qui dans Hofmann était un peu vague ;
il décréta que toute matière est animée, active, que son principe n'est pas aveugle.

Elle a trois éléments, qui sont : 1° La substance fondamentale, qui existe ; 2° la subtance énergitique, qui fait agir ;
3° l'additionnelle ou qualité accidentelle.

La vie est l'activité des trois substances, la mort leur désu-
nion. Enfin la fibre a une force toute particulière dont Haller
développe les propriétés.

Leibnitz peut encore être regardé comme adhérent d'Hofmann. Sa théorie des monades est bien connue. Nous n'avons
pas à en parler ici, elle n'a eu aucune influence sur les systèmes médicaux.

DES IATRO-MATHÉMATICIENS.

Dans l'étude que nous avons entreprise, notre but est de
nous occuper exclusivement des systèmes qui ont eu un grand
retentissement, et prétendaient synthétiser et fixer la science.
Nous ne prenons que les chefs ; il n'est pas important à notre
point de vue, que tel médecin accepte ou réfute tel ou tel point
de doctrine ou contrôle telle expression.

Aussi en mettant en tête de cet article ce mot : iatro-mathématiciens, nous avons moins pour but de consacrer quelques
pages aux médecins que l'on a l'habitude de ranger dans cette
classe de penseurs qui appliquèrent les sciences exactes à la
médecine, que de protester contre cette dénomination, qui
paraît faire de ces hommes, distingués du reste, des chefs
d'école.

A notre avis, il n'y a pas d'école iatro-mathématicienne, il n'y a pas de système de ce nom ; à peine des médecins de ce nom.

On a coutume de faire procéder cette pseudo-école de Harvey et de Descartes. Puis dans le nombre des médecins de cette secte on fait figurer des noms qui ne désignent pas des membres de la science médicale ; ainsi Sanctorius, qui passe ses jours à étudier sur lui les phénomènes de la nutrition et de la transpiration.

Ces travaux méritent des éloges, mais c'est de la physiologie et non de la médecine ; et bien que l'on puisse dire justement que beaucoup de maladies naissent des troubles des sécrétions, cette vérité n'est pas assez dominante pour régir un système.

Je pourrais passer en revue les œuvres de Borrelli, Pérault, et même de Baglivi, qui fut un célèbre praticien.

Seulement on prétend que, partie de Harvey, l'école arrive à Boerrhaave. Voyons si cette classification est exacte, en étudiant Boerrhaave comme il convient à cause de sa grande réputation.

Le corps humain mieux connu, les vaisseaux découverts, leurs rôles à peu près déterminés, il n'a pas été difficile d'y voir une magnifique machine.

En effet, dans l'économie tout est calculé on ne peut plus savamment, en raison des devoirs à remplir, du but à obtenir. Mais calculer la puissance d'un muscle, la force de propulsion d'une artère, n'est pas formuler une loi physiologique bien grande.

BOERRHAAVE.

Après avoir relu les *Institutiones* de Boerrhaave, et cherché à comprendre ses divisions des maladies et leurs causes, je me demande pourquoi on place Boerrhaave parmi les iatro-mathématiciens. C'est selon moi un successeur direct d'Hofmann, un intermédiaire entre lui et les organiciens purs.

Après avoir étudié la physiologie, science qui rend compréhensible la maladie, car il faut savoir comment marche la machine humaine pour reconnaître quand elle est dérangée, Boerrhaave étudie avec une prudence extraordinaire les expressions pathologiques; il semble dans cette étude n'avoir pour guide que la raison, n'être partisan d'aucun système préconçu.

Les maladies sont très variées, dit-il; il y a maladies des fibres, maladies des organes, maladies des humeurs.

La fibre est faible quand elle est débilitée, quand les molécules n'ont pas d'adhésion ensemble. Les vaisseaux sont malades quand ils diminuent ou augmentent de volume, de capacité, ou sont engorgés et comprimés par des tumeurs.

Les maladies des humeurs sont occasionnées par leur quantité. Les humeurs saines en trop sont la pléthore, en moins la cacochymie.

Les humeurs altérées dans leur qualité donnent lieu à toutes les maladies. Elles peuvent être altérées dans leurs formes, dans leur composition chimique. Ainsi de ronds, les globules peuvent devenir anguleux, ou l'acrimonie s'en mêlant leur fait perdre des principes volatils ou terreux.

On appelle cause, « Causa morbi vocatur, qua morbum præsentem facit. » Si la cause paraît exister dans le corps avant la maladie, elle est dite interne, externe quand elle vient du dehors.

Les causes internes altèrent d'abord les humeurs, ensuite les solides; les externes altèrent les solides d'abord, puis les humeurs. Cette phrase remarquable mérite d'être soulignée; j'aurai à la rappeler dans le cours de ce travail.

Les causes des maladies se trouvent dans toutes les circonstances de l'hygiène.

Voilà pour la cause. Voyons ce qu'il pense de la fièvre. C'est dans cette exposition qu'il devient organicien; il est très hippocratique jusqu'à présent.

Aphorisme 559 : « La nature de ce mal (la fièvre) est si cachée, qu'on ne saurait prendre garde de tomber dans l'erreur en la recherchant. »

Il faut étudier les trois symptômes de la fièvre quoiqu'il n'y aie pas de *fièvre* sans lesquels ils ne se trouvent.

Cependant :

Aphorisme 570 : « La vitesse du pouls est la seule chose qu'on observe en tout temps de la fièvre, et c'est par elle seule que le médecin peut sûrement juger que l'on en est attaqué. »

Aphorisme 571 : « Et par conséquent c'est dans la seule vélocité du pouls que le médecin puise tout ce qu'il sait de la fièvre.

Aphorisme 572 : « La cause prochaine de cette vélocité est donc aussi la cause prochaine de la fièvre ainsi connue.

Aphorisme 573 : « C'est donc une plus fréquente contraction du cœur ; c'est donc l'effort que fait la vie, tant dans le froid que dans la chaleur, pour éloigner la mort. »

Aphorisme 577 : « Le froid débutant dans toutes les fièvres, il en résulte que les humeurs croupissent dans les plus petits vaisseaux, tandis qu'en même temps la cause irrite le cœur. »

Au froid, à l'horipilation succède la chaleur ; il est évident que la fièvre précède cette chaleur, que celle-ci est l'effet, non la cause, et qu'elle n'en constitue pas la nature.

La contraction du cœur et la résistance des vaisseaux donnent une idée de la fièvre aigüe. Les causes de la fièvre sont multiples, infinies, mais elle peut servir de remède à d'autres maladies.

Il est évident qu'on peut ne voir dans la description de la fièvre qu'un résultat de phénomènes physiques, un obstacle mécanique à une fonction ; c'est légèrement traduire ce que disait Hofmann, ce que répètera Cullen.

Sans entrer dans l'hypothèse du spasme, il ne décrit, et à soin de le dire, que les symptômes de la fièvre, puisque la cause est inconnue d'une manière absolue.

Boerrhaave se rapproche de Galien, il attribue à l'effort du sang les phénomènes que celui-ci se bornait à localiser sans les expliquer. Ainsi voilà une théorie qui n'est en définitive qu'un mélange de celles d'Hippocrate, Galien, Hofmann.

Je sais très bien que l'on peut dire : Boerrhaave fait dériver la fièvre d'un principe tout mécanique, puisque c'est de l'obstruction et de l'action des vaisseaux qu'il l'a fait naître ; que par conséquent il est iatro-mathématicien, ou plutôt physicien, puisqu'il ne paraît pas admettre dans la fièvre proprement dite des altérations d'organes ou de fibres.

Cependant n'est-il pas naturel de penser, en comparant ce qu'il dit de l'obstruction des vaisseaux et ce qu'il donne comme cause des maladies, que ces deux phénomènes sont identiques, ne sont qu'un phénomène, et que l'obstruction, cause des maladies, est cause de la fièvre ; c'est-à-dire que les maladies d'organes ne peuvent exister sans fièvre. C'est peut-être pousser un peu loin l'interprétation. Je ne veux pas m'appesantir sur ce commentaire, autrement je ferais Boerrhaave prédécesseur direct de Pinel et de Broussais.

Ce qu'il y a de plus évident dans la lecture des œuvres de Boerrhaave, c'est qu'il n'y a pas d'explications métaphysiques ; toutes les hypothèses reposent sur des données physiologiques d'alors, ou sur l'observation ; il met de côté les termes inutiles que nous retrouverons encore dans l'école de Montpellier.

Son influence eût dû être plus grande, bien qu'il ne fut jamais considéré comme chef d'école. En résumé c'est un humoriste qui s'empare des connaissances nouvelles.

Pendant un certain temps les idées se modifièrent très peu, on rencontre quelques divergences d'explications, quelques formules plus ou moins accentuées, mais c'est tout ; ainsi de Cullen, etc…

Je laisse de côté tous les médecins de cette époque pour arriver à Bordeu.

BORDEU.

Il est assez difficile de comprendre pourquoi Bordeu eut un système tel que le sien à l'époque où il vivait. Lui seul, des maîtres que j'ai signalés, paraît échapper aux influences scientifiques et philosophiques régnantes, et remonter vers les anciennes écoles. Broussais fait cette remarque avec justesse. Ce n'est pas que par les années, Bordeu fut très éloigné de Stahl, car l'un vivait encore quand l'autre grandissait; mais si l'auteur de l'animisme n'était pas mort, sa doctrine avait vécu ou du moins elle avait été très modifiée. Les anatomistes devenaient nombreux dans toutes les écoles.

Bordeu qui n'appartenait à aucune école s'inspira de l'idée hippocratique en la faisant agir à la manière de Van Helmont.

Bordeu était bon anatomiste; il reconnaissait les lésions des tissus comme causes des maladies. Son travail sur les maladies chroniques le prouve surabondamment. Mais il avait la croyance à une cause supérieure qu'il ne séparait pas de la maladie, et cherchait à combiner ses connaissances scientifiques et ses convictions spéculatives. Il admet l'archée dont l'acceptation lui donne l'idée de son fameux trépied. Création singulière, qui ne se comprend plus alors, et qui montre par quel côté Bordeu était en arrière de ses contemporains.

C'était probablement un homme de *grandes lectures*, qui connaissait bien ses anciens, notamment Fernel et Baillou.

Si on enlevait de ses œuvres le trépied, il resterait un auteur remarquable par beaucoup d'idées.

Tout ce qu'il dit des maladies peut être conservé en changeant seulement quelques expressions.

Les maladies, pour Bordeu, sont produites par des dérangements dans les fonctions sous l'influence d'un vice organique. Chaque maladie a sa marche particulière, son évolution, sa durée que l'on ne peut empêcher. La fièvre est plutôt un symptôme qu'une cause, car il admet la fièvre d'irritation, la fièvre de coction, la fièvre d'évacuation. Quand la fièvre suit régulièrement sa marche, la maladie a une heureuse issue; quand elle est entravée, il y a passage à l'état chronique. Ces mots montrent combien Bordeu se rapproche des idées de notre temps.

Je ne puis le blâmer de conserver le mot de coction, qui renferme un sens que l'on ne peut exprimer sans périphrase.

C'est la fièvre en action hâtant et préparant la marche de la maladie. Si l'on est convaincu que la fièvre est un phénomène heureux, en adoptant la coction, il est forcé d'admettre la *crise*, mais se fondant sur l'expérience, il n'admet plus la théorie des jours critiques.

De ces quelques mots, je serais tenté de regarder Bordeu comme un moyen terme entre Hippocrate et Broussais, et non comme un vitaliste; il est vrai qu'il emprunte au vitalisme son trépied, c'est-à-dire ce qu'il a de faux, et la définition de la vie qui n'est que la résultante des vies particulières des organes.

En définitive, il est plus difficile de caser ce nom dans une catégorie définie que celui de tout autre écrivain : il n'est ni humoriste pur, ni vitaliste, ni organicien; il mélange tout cela pour faire un système.

BARTHEZ.

On peut affirmer d'une manière générale que Barthez n'a fait et voulu faire que de la philosophie médicale. Il a pris son vol de très haut, étudié les lois. C'est lui qui a défini et consacré le mot *principe vital*.

Il se dit légitime successeur de Stahl, dont il croit prendre l'âme, mais en la modifiant complétement. Il en conserve aussi les causes de maladies qui, pour lui, sont des erreurs, des oublis du principe vital.

Qu'est-ce donc que ce principe vital qui fit tant de bruit dans le monde scientifique ?

Le principe vital est un principe unique dans son essence, séparé du corps, séparé de l'âme, qui préside aux fonctions de la vie. Il a deux manières de se manifester, par les *forces* motrices, par les *forces* sensibles. Le principe vital perçoit par les unes, par les autres il dirige le mouvement tonique et musculaire.

Mais la preuve de l'existence de ce principe ?

Écoutez Barthez : « Il ne m'importe qu'on attribue ou qu'on refuse une existence particulière et propre à cet être, que j'appelle le *principe vital ;* mais je suis la véritable manière de philosopher, lorsque je considère les fonctions de la vie dans l'homme comme étant produites par les forces d'un principe vital, et régies par des lois. »

Les fonctions de la vie, d'accord, sont régies par des lois ; mais je ne crois pas que la véritable manière de philosopher démontre cet être abstrait qui produit les fonctions.

Ce n'est pas ici que j'argumenterai contre cette opinion. J'y reviendrai.

Il est démontré, pour Barthez, que le principe vital est un être à part, essentiel ; et je suis étonné que Broussais, dans son examen des doctrines, dise que Barthez refuse « de déterminer si ce principe est distinct de la matière, ou s'il est une simple modalité, c'est-à-dire un résultat de la manière dont elle est modifiée par les corps organisés. »

Il n'y a pas cependant, je pense, d'hésitation possible, dans cette phrase citée de Barthez, et quand il ajoute : « En présence de la mort le *principe vital* goûte une certaine douceur du repos, qui le délivre des efforts qu'il fait pour continuer son existence. » Et plus loin : « Le principe vital peut mourir, c'est-à-dire se suspendre en retournant à son origine quelle qu'elle soit. » Et « lorsque l'homme meurt, son principe de la vie se réunit à celui de l'univers, et son âme retourne à Dieu, qui l'a donnée, et qui lui assure une durée immortelle. » Ou je me trompe fort, ou cette prescription sépare autant le principe vital du corps que de l'âme pensante. Du reste, les élèves de Barthez et M. Lordat surtout ont mis une grande insistance à prouver cette séparation, et le mot de M. Lordat, l'insénessence du sens intime, ne laisse rien à désirer.

Quant aux idées de Barthez sur la thérapeutique, elles ne sont pas conséquentes avec sa doctrine. Stahl, avec son âme et sa pléthore, avait une thérapeutique rationnelle ; il néglige volontiers les symptômes, il compte sur la fièvre, qui est toujours un phénomène heureux, puisque c'est la preuve de la manifestation de l'âme sur le corps.

Barthez, qui admet les oublis du principe vital, devrait avoir pour thérapeutique l'expectation ou des moyens très peu variés de stimuler ce principe. Mais il est partisan d'une thérapeutique active, variant suivant les indications données par les forces en jeu. Il reconnaît pour bons tous les éléments de thérapeutique en usage.

En somme, quand on a parcouru Barthez, on se demande si ses travaux ont fait progresser la science d'une manière bien évidente. Je doute de ses heureux effets ; l'animisme envisagé ainsi n'ajoute rien à l'âme de Stahl, à l'archée de Van Helmont.

Barthez reconnaît un principe général ; qu'est-ce que cette conception? Ce principe vital, isolé de l'âme, isolé du corps, quoique mourant avec lui et comme lui, à quoi sert-il? C'est réduire aux nécessités de petits moyens la divinité suprême.

Tout, dans l'univers, n'est-il pas régi par des lois les plus simples possibles. Eh bien! puisqu'il a plu à Dieu qu'un corps fut habité par une âme, est-il nécessaire qu'entre l'âme et le corps existe un intermédiaire, troisième élément. Une loi existe, cela suffit, et la loi est toujours la plus simple possible. Comment agissent l'âme et le corps l'une sur l'autre, peu importe que nous le sachions. C'est un secret presque à coup sûr fermé à l'esprit humain. Mais admettre un autre principe moyen, c'est reculer sans fruit une explication impossible, car il faut déterminer comment se comporte ce principe vital vis-à-vis de l'âme. Laissons donc de côté ces suppositions inutiles, qui n'ont que le brillant spécieux de la profondeur. Newton n'a pas cherché un principe moyen entre la pesanteur et ses effets, il a reconnu des lois et c'est tout.

Démontrer les lois qui régissent la vie, rien de mieux ; mais il ne faut pas leur donner un nom précis, les affirmer dans leur essence ; il vaut mieux faire comme Bichat, les couvrir d'une dénomination vague : *forces*, forces vitales. On ne s'abuse plus sur la vraie recherche d'un principe inutile.

Il est bien entendu qu'ici je me sers du mot âme pour exprimer d'une manière compréhensible l'ensemble des facultés humaines opposées aux qualités organiques.

Barthez encore a été réservé dans les qualités qu'il donne au principe vital. Mais M. Lordat, ce vénérable reste du vitalisme, en fait quelque chose de véritablement incompréhensible. Car, outre de son insénessence, il lui attribue des facultés ; seize je crois : l'unité, la volonté, etc... Que devient l'âme dans tout cela ? Et je ne m'explique pas comment M. Lordat, si profondément religieux, concilie sa philosophie et ses croyances.

Je ne vois dans Barthez qu'une prétention, c'est de mettre fin aux tendances par trop matérialistes des études philosophiques d'alors. Les encyclopédistes dominaient, on ne voulait plus voir que des objets contingents des forces physiques ; on ne voulait pas remonter à l'origine des êtres, à la cause.

Barthez devint ainsi le chef de l'école de Montpellier, qui prend avec raison au sérieux le rôle philosophique que j'indique.

Evidemment on ne peut s'arrêter à la matière seule, il faut monter un échelon, et c'est sur cet échelon que Barthez et son école se tiennent pour livrer bataille aux organiciens purs.

Leur seul tort est de vouloir créer des êtres, donner des noms à des inconnus, au lieu de seulement indiquer les lois. En philosophie Barthez devait être un Cartésien.

BROWN.

Passer de Barthez à Brown, c'est quitter le champ des vitalistes pour passer à l'ennemi.

Brown est réputé élève de Cullen, par conséquent il se rattache à Hofmann; mais Brown n'avoue pas d'aïeux scientifiques; tout chez lui prétend être fondé par le raisonnement et l'expérience.

Si je me rappelle bien mes lectures, on reprochait à Brown son défaut d'érudition, son audace d'innovation, sa thérapeutique et surtout son caractère peu agréable. Ses concitoyens ne le voyaient pas avec plaisir.

Son système peut être résumé en quelques mots : La vie est le résultat de l'*incitation;* l'incitation est l'action des puissances sur l'*incitabilité;* l'incitabilité est la faculté qu'a l'organisme de sentir les *impressions,* les effets de l'incitation.

Les puissances *incitantes* sont tous les agents intérieurs ou extérieurs qui agissent sur l'organisme. Ainsi le chaud, le froid, les excitations nerveuses, etc... d'où deux classes dans les incitants : les incitants internes, les externes.

L'incitabilité est une, indivisible, elle est tout l'organisme; les actions, les mouvements, les passions de l'homme sont le résultat de l'incitation. Les maladies proviennent de l'excès ou du défaut d'incitation.

La pléthore est le type de l'excès, l'anémie le type inverse.

Et naturellement les maladies sont divisées en deux classes; de plus les maladies sont générales ou locales selon qu'elles sont ou non précédées de l'opportunité ou diathèse, ou prédisposition.

Voilà toute la doctrine résumée. Qu'y trouve-t-on de neuf ?

Broussais admet comme nouveauté principale la division des maladies en deux classes, et la définition des stimulants ou incitants. Aussi la doctrine de Brown est souvent dite *dychotomique*.

Reste à trouver ce que Brown a emprunté à ses devanciers et à ses contemporains, car Brown ne peut échapper à la loi commune. Les influences naturelles sont les travaux anatomiques, la physiologie, la phylosogie.

Brown admettait des phénomènes mieux accusés que le spasme ; l'irritabilité de Haller, Brown l'appelle incitabilité. Voilà à peu près toute la différence.

D'autre part, le philosophe anglais Loke avait tout ramené à la sensation ; tout ce que notre esprit perçoit a pour point de départ une sensation. En transportant au physique ce que Loke dit du moral, on obtient un seul phénomène agissant toujours de la même manière ; quelles que soient les impulsions on a l'*incitabilité*. Peut-être trouvera-t-on mes suppositions controversables, mais elles semblent puisées à une véritable interprétation des œuvres de Brown.

Cette doctrine, qui est réellement séduisante, eut un immense retentissement, surtout en Italie. Tout le monde connaît les travaux de Rasori, Ramazini ; les recherches importantes qu'ils firent pour classer les médicaments en stimulants et contre stimulants furent inspirées par le Brownisme.

Le résultat des études des médecins italiens eut une grande influence sur la thérapeutique française. Et chose singulière, pendant la guere d'Italie en 1859—60, j'étais frappé de la pratique toute Broussaïsienne des médecins italiens ; ils avaient pris nos doctrines, lorsque nous appliquions leurs déductions scientifiques, lorsque nous étions Rasoriens.

Broussais attaque le système Brownien avec une grande énergie. Cet auteur et Pinel sont à peu près les sujets uniques de ses colères ; c'est à la réfutation de leurs doctrines qu'il consacre le plus de pages. Il déploie une fougue qui n'est pas toujours heureuse dans ses expressions. Quand je lisais les amères censures intitulées : *Examen*, il me prenait une sorte de dépit de voir tant d'acrimonie, presque d'intempérance de langage, obscurcir un si grand talent, un si vigoureux génie.

Dans un de ces jours de chagrin, quittant Broussais, je prends Hanneman. Je ne sais pourquoi, en voyant le portrait du père de l'homéopathie au frontispice de ses œuvres, j'avais pris bonne opinion de son caractère, par conséquent de la politesse de ses écrits. Quelle erreur ! Pauvres allopathes, ignorants, crédules, charlatans, etc... Voilà les aménités que je trouvais dans cette lecture. « Avant moi tout est mensonge, moi seul ai découvert la vérité. » Ce n'est pas la peine de quitter Broussais où le style a à peu près les mêmes allures. Les anciennes écoles, erreur ; l'ontologie, ignorance !!! La médecine physiologique seule vraie, immuable, éternelle ! Avant moi, rien ! Je suis venu et la lumière s'est faite !!! Quel bonheur pour lui d'avoir du génie !!!...

Que ma disgression ne m'entraine pas trop loin.

Broussais attaque surtout ce qui le gêne le plus. Malgré tout ce qu'il dira, il sera toujours permis d'opposer Brown à ses doctrines ; les expressions varient seules et l'opposition n'existe en définitive que par ce point capital, c'est vrai ; Brown ne voit que l'asthénie, Broussais le contraire.

On peut toujours dire à Broussais, vous avez imité une doctrine, vous n'avez pas créé : c'est le véritable motif de ses attaques. Quant à Pinel, il l'accuse par suite d'idées d'un autre ordre, que nous exposerons plus loin.

JOSEPH HUNTER.

Longtemps on a négligé de parler de Hunter à propos des intelligences vives qui imprimèrent à la science une marche nouvelle. L'école de Montpellier, la première en France, fit ressortir sa valeur. Non seulement Hunter par ses travaux a une grande influence sur les progrès de la chirurgie, mais ses idées générales méritent d'être signalées.

Les dogmes fondamentaux qui servent de base à ses ouvrages s'éloignent peu des opinions de Brown ; ils nous feront comprendre l'apparition du système *écossais*.

Il fallait en effet que les tendances générales fussent les mêmes pour que Hunter et Brown, vivants à la même époque, exposassent des idées que l'on peut rapprocher très facilement, malgré la différence des noms donnés aux systèmes.

Il est difficile de se rendre compte du principe vital. Mais pour avoir une idée du phénomène de la vie, Hunter prend la question de haut. Il considère la vie dans tous les êtres ; la matière animale n'est pas seulement douée du *principe d'action*, mais elle doit avoir une *puissance* d'action. Le principe vital est la *cause* immédiate d'action dans toutes les parties de la matière vivante. Et la meilleure manière de comprendre la vie, c'est de la regarder comme le principe d'action, de conservation.

Cependant le principe d'action n'est pas l'action : ainsi l'œuf a le principe d'action mais pas l'action.

Pour l'entretien de la vie en fonction, il faut l'action ; il faut qu'elle l'exerce pour que la conservation ait lieu.

L'agrégat matériel du corps est constitué par l'organisation, les forces vitales sont répandues par tout le corps. Les actions vitales sont ou *communes,* appartenant à tout le corps, concourant à l'accroissement, à la composition, à la décomposition des parties, exemple : les *exalants;* elles sont *spéciales,* ce sont les manœuvres par lesquelles les organes préparent les réparations, exemple : l'estomac ; presque toutes involontaires, procédant du principe vital. Dans un corps organisé toutes les parties ont de l'élasticité (contractilité).

Les susceptibilités internes ont deux sources, le besoin et la replétion.

Le *stimulus* est ce qui produit une impression sur tout

corps organisé, ainsi la chaleur. En d'autres termes, tout corps est susceptible d'*impression*. Ces impressions deviennent la cause de la disposition. La disposition et l'action sont deux choses ; l'une est le résultat du stimulus ; l'action devient l'effet de la prédisposition.

Toutes les causes externes étant des causes du stimulus sont des causes d'action. La maladie est due à une impression anormale, elle peut être l'effet d'un arrangement primitivement défectueux. La maladie est aussi une disposition pour une action irrégulière, l'action alors est le résultat de la disposition. Les symptômes sont les effets de l'action.

Les maladies ou mieux les actions morbides, comme les actions normales, sont générales ou particulières, de tout l'organisme ou d'un organe isolé. Elles peuvent cesser avec la cause ou persister par l'effet de l'*habitude*. L'*habitude* est la mémoire du corps. L'*inflammation* est le résultat de l'action plus active des vaisseaux.

Cette description de la théorie huntérienne paraît très compliquée, mais elle devient simple en la traduisant en langage ordinaire ; elle retombe tout naturellement dans les idées reçues. C'est ce qu'il faut faire du reste pour tous les systèmes ; on les débarrasse ainsi de l'enveloppe de mots mystérieux qui imposent à l'imagination et font croire au mystère. Le principe vital, inconnu dans son essence, existe dans l'organisme ; c'est grâce à ce principe dans la matière, que celle-ci peut accomplir ses fonctions de nutrition, d'absorbtion. C'est grâce à ce principe d'action que le corps peut vivre, se continuer, en un mot remplir son but, sa fin. Tant que le principe vital agit, la vie persiste. Au lieu du mot principe vital, mettez les mots *principe* d'action et *action,* vous aurez l'explication de l'idée de Hunter. L'une cause de l'autre.

Les actions sont communes ou particulières, c'est-à-dire, qu'il y a dans l'être de grandes fonctions de circulation, par exemple, qui sont indispensables à la vie dans tout l'être. Le

principe vital appliqué à ces fonctions, à des *actions* communes ; quand le principe vital est considéré comme agissant dans
un organe, il y a des *actions* particulières. Les mots *communes, spéciales*, indiquent les fonctions sur lesquelles agit le
principe unique.

Nous voici arrivé à ce qui paraît rapprocher Brown de
Hunter et qui confirme ce que je disais du premier, qu'il
devait à la philosophie de Locke une partie de ses théories.

La nature animale est soumise à des impressions qui sont le
stimulus d'action, la cause d'une disposition.

Voilà la sensation de Locke appliquée aux corps physiques ;
le stimulus que Brown et Hunter entendent de la même
manière, c'est-à-dire l'influence du monde extérieur sur les
corps.

Hunter semble aussi n'admettre que deux classes de maladies, les unes *communes*, c'est-à-dire se développant dans les
fonctions générales à tout l'organisme. Les autres, *particulières* aux organes. Bonne division primaire.

Hunter dit : Le stimulus détermine des dispositions, celles-ci
des actions normales ou morbides sur la contractilité. Le stimulus et la contractibilité, voilà les deux termes actifs de
l'affection.

Brown dit : La vie est le résultat de l'incitation, l'incitation
est le résultat des actions incitantes sur l'incitabilité ; c'est la
traduction de ce que dit Hunter. Les actions incitantes produisent le stimulus, et l'incitabilité est le résultat du principe
d'action sur la contractilité.

Mêmes théories, mêmes origines puisées toutes deux dans
les opinions régnantes.

Hunter est donc un organicien pour certaines écoles, car il
place tout dans la matière ; je le ferais plutôt vitaliste à la
manière de Bichat. Celui-ci appelle *forces vitales* le principe
d'action de Hunter.

6

PINEL.

Le grand mérite de Pinel est d'avoir donné une méthode plus rationelle pour le classement des maladies. Il est, et il se glorifie de l'être, un grand classificateur. Il s'étend avec complaisance sur la beauté de la régularité, de l'ordre dans les sciences (préface de sa monographie méthodique). Son influence se fit justement sentir, et ses idées, momentanément tenues en échec par une doctrine nouvelle, ont repris une juste faveur et ont aidé à leur tour à réagir contre ce système naissant.

Le bon sens le plus grand règne dans tous ses écrits, dans sa manière de comprendre et pratiquer la médecine.

Nourri de bons auteurs, enthousiaste admirateur d'Hippocrate, disciple de l'école de Paris, mais pénétré de l'esprit de l'école de Montpellier, et de plus, partisan de la philosophie de Condillac, il était soumis par conséquent à des influences les plus contraires, et par suite, dans ses écrits, il peut faire une juste part aux diverses opinions.

D'Hippocrate il a le bon sens et la méthode; à Montpellier il prend la croyance à un principe supérieur; il tient de Condillac le besoin de localisation, de bonnes observations et un raisonnement sûr pour interpréter les faits.

Il est vrai que toutes les méthodes ont des prétentions analogues. Il a le mérite d'avoir, le premier, dit une partie de la vérité sur les fièvres *essentielles*.

Je cite Pinel, quoiqu'il ne soit pas regardé généralement comme chef d'école. Ses beaux travaux et les services rendus à la médecine des aliénés ont donné un tel éclat à son nom, que les titres médicaux les plus élevés disparaissent devant cette gloire méritée.

Nous pouvons constater d'une façon très nette, l'influence de l'époque sur l'intelligence de Pinel. Ses aspirations le font disciple de l'école vitaliste, la force des choses, les progrès de

l'anatomie pathologique, le rendent localisateur, presque organicien. Il accepte et encourage les travaux de l'anatomie et de
la chimie dont les recherches sont très utiles aux progrès de
la médecine ; mais il sait aussi faire cette restriction de Raglivi :
« His omnibus ars nostra illustratur, non officitur. » Mots toujours vrais quoique puissent dire les chimistes de nos jours.

Il est évident qu'en suivant les conseils de Pinel, on ne peut
marcher que dans une bonne voie, sans mécomptes à craindre ;
l'on ne repousse aucune vérité, mais surtout on n'oublie pas
le but de la médecine qui est de voir les malades et de tâcher
de les guérir, c'est-à-dire qu'il faut étudier les causes, leurs
effets, et pour les combattre n'employer que des remèdes
raisonnables, agir avec circonspection, et faire, si je ne trouvais pas le mot impropre, de la médecine expectante.

Je dis que le mot, médecine expectante, est impropre, qu'il
faudrait le rayer, parce qu'il prête à de fausses interprétations.
Pour un médecin réfléchi, faire de la médecine expectante,
c'est étudier la maladie, ne donner des remèdes qu'en temps
opportun, mais en donner. Cette manière de faire est très
louable, c'est agir prudemment, ne pas se précipiter en aveugle sur son malade.

Pour d'autres, l'expectation signifie tout autre chose : c'est
laisser faire la nature, attendre patiemment que le malade ou
la maladie s'en aille. Cette manière d'interpréter est fausse,
elle est jugée, mais elle est ! C'est pour éviter cette équivoque
que je fais disparaître ce mot du langage scientifique ; l'expression de médecine des symptômes rend l'idée plus complète et
plus exactement.

Broussais attaquait Pinel avec une énergie et une vigueur
excessives ; il avait raison, car c'était de la sagesse, de la régularité et de la sincérité d'observation représentées par Pinel,
que venaient le plus d'arguments contre les hypothèses de
Broussais. Aussi ne laisse-t-il échapper aucune erreur,
revient-il toujours à l'impuissance de l'ontologie.

Broussais était obligé de crier fort, sinon juste, pour convaincre ses partisans, pour légitimer sa doctrine, le renversement des autres et le silence de ses adversaires.

Il le fit avec une vigueur et une passion que les lettres de Miquel, par exemple, durent stimuler singulièrement.

La discussion allumait, paraît-il, d'impétueuses et éloquentes colères dans le sein du célèbre professeur du Val-de-Grâce.

Quand on prétend innover, rien n'est plus pénible que de rencontrer devant soi l'inflexible raison. Les efforts les plus hardis du paradoxe, les inspirations du génie même ne sont pas des raisons suffisantes pour l'esprit calme et froid qui veut des preuves et non des mouvements oratoires.

Et véritablement quand on réfléchit à ces luttes qui remuèrent le monde médical au commencement du dix-neuvième siècle, on se demande par quels motifs Broussais fit naître tant d'enthousiasme, parut si hardi, si novateur, quand il s'éloigne si peu des doctrines antérieures, des sentiments ordinaires, des opinions de Pinel même. Nous pouvons trouver une raison, sinon suffisante du moins probable, de la passion de ces luttes académiques.

Les révolutions sociales qui suivirent le premier Empire, le besoin d'expansion que les guerres terminées ne transportaient plus au dehors, amenèrent les esprits à chercher de nouvelles voies. Les luttes politiques et philosophiques revêtirent les formes oratoires ; tout était matière à discours.

Des tribunes politiques, les besoins et les formes de disputes passèrent aux écoles, au collége de France, à l'école de Médecine.

Le général Foy, Royer-Collard, Broussais, étaient, chacun dans sa sphère, des chefs de partis. Ils étaient les brillantes personnifications de ces élans de vie qui, dans chaque direction de l'intelligence, sont nécessaires à l'homme pour remplir sa destinée. On apportait dans ces exercices de la parole des entraînements qui n'avaient dans le passé d'analogie que les querelles du réalisme et du nominalisme.

Et maintenant, pour nous qui n'avons pas assisté à ces beaux temps de l'éloquence, qui n'en avons entendu que les échos affaiblis, nous n'en comprenons plus bien la puissance. Nous pouvons, par contre, juger avec calme et équité, et concilier des antagonistes irréconciliables de leur vivant, en conservant à chacun ses titres de gloire.

Voyons si Broussais et Pinel ne peuvent se rapprocher. En passant par les œuvres de Bichat nous obtiendrons cette conciliation sans forcer aucune des opinions de ces maîtres.

BICHAT.

Les études physiologiques ont toujours et naturellement eu une grande influence sur les systèmes médicaux; je n'ai pas besoin de revenir sur les preuves. Haller fut un grand promoteur des doctrines par la démonstration de l'irritabilité.

Bichat, en étudiant avec une méthode admirable les forces qui président aux phénomènes de la vie, fit, non pas une révolution, mais fut l'occasion d'un grand progrès. En divisant la vie générale en deux vies, la vie organique, la vie animale, et en désignant sous le nom de *Forces*, le principe inconnu dans son essence qui dirige les actes de ces vies, Bichat a fait œuvre de génie.

Bichat est un vitaliste moderne, bien que l'école de Montpellier veuille en faire un organicien.

Les médecins qui ne veulent pas de métaphysique trop abstraite dans l'étude des phénomènes contingents acceptent de Bichat et ses divisions physiologiques et sa définition des forces vitales; ils regardent cette expression comme plus sage et plus réservée que toute autre qui veut être plus explicite, à propos de phénomènes qui ne sont connus que par leurs manifestations.

Et c'est pour cette expression que je regarde Bichat comme un vitaliste, car il est évident qu'il reconnaît autre chose que la contractilité, l'élasticité et l'irritabilité, propriétés inhérentes à la fibre.

En disant *force vitale,* on sépare le principe d'action de la matière mise en mouvement, le moteur de la fibre.

Que M. Lordat gémisse de l'abandon du principe vital, de ce principe parfaitement inconnu, difficile à concevoir et toujours inutile à l'explication des phénomènes vitaux. C'est une opinion personnelle respectable.

Mais c'est défendre une cause perdue d'avance.

Je ne sais pas si, même dans ses moments de discussion, il ne se contentait pas d'appeler Bichat un organicien, mais un matérialiste. Lordat était une figure originale, un de ces types égarés dans notre siècle.

Il est impossible de ne pas avouer que des Principes, ou mieux des Forces, ou mieux encore des Lois, gouvernent les fonctions vivantes, mais que ces principes, forces ou lois nous sont totalement inconnus dans leur nature, comme toutes les lois quelles qu'elles soient, vitales, physiques ou chimiques, et qu'il n'est pas besoin de reculer la difficulté par la supposition d'un principe bénévole, tout aussi peu connu.

Les chimistes ne peuvent dire pourquoi deux corps se combinent en des proportions définies; les physiciens ne peuvent expliquer la pesanteur qu'en exposant ses lois. Le physiologiste et le médecin ne doivent pas définir les lois vitales autrement qu'en décrivant les phénomènes.

Bichat avait donc raison, d'autant plus raison, qu'il exprimait d'une façon nette et concise tout ce que les anatomistes cherchaient à trouver dans la physiologie.

Les tissus et les liquides ont des lois physiques et chimiques réelles, mais la coordination des tissus et des liquides pour remplir le but de la continuation de la vie est cette loi vitale dont la connaissance parfaite nous échappera peut-être toujours.

Bichat, grâce à des travaux anatomiques parfaits et se servant de ceux de ses devanciers, pouvait réaliser ce qu'il n'était pas possible de faire plus tôt. Il appliqua avec succès les déductions philosophiques de son époque, prépara les jeunes générations aux règles d'une anatomie pathologique bien faite ; dès lors Broussais put paraître, son traité des phlegmasies chroniques à la main.

BROUSSAIS.

Pour nous, fils de la génération à laquelle il appartenait, nous ne pouvons pas avoir une idée exacte du prestige que Broussais produisit, mais il était immense.

J'étais presque enfant encore, mon père me dit, un soir, en me ramenant du collège à la maison : Aujourd'hui vient de mourir un homme dont tu entendras parler, Broussais, le grand Broussais, le plus fougueux des orateurs, le plus passionné des savants.

Un jour tu connaîtras ses œuvres, mais ce que tu ne verras pas, c'est lui dans sa chaire, au milieu d'un nombreux auditoire qu'il remuait, qu'il enlevait par sa parole ardente, son geste expressif, l'énergie de sa physionomie. On se sentait, en l'écoutant, pénétré du démon qui l'agitait ; la conviction écrite sur sa face passait dans votre esprit, on était subjugué.

Plus tard, au Val-de-Grâce, je contemplais la statue de cette illustration du corps de santé militaire, et je cherchais à démêler dans ce visage incorrect les signes de son génie. Ce qui frappe, c'est l'expression d'énergie concentrée, d'obstination ; le Breton apparaît avec ses défauts proverbiaux.

Quant à ses écrits, on comprend, par la rapide allure de son style quelquefois trop vif, on comprend que lorsque ses pensées sortaient brûlantes de sa bouche animée, elles devaient avoir une énergie que la lecture ne peut donner. Le style est l'homme ; d'après le caractère connu de Broussais, jamais parole ne fut plus vraie.

Arrivons à sa doctrine dite physiologique; je ne veux pas
en faire la critique, tout a été dit à ce sujet; maintenant elle
est jugée, acceptée dans ce qu'elle a de bon, condamnée dans
ses exagérations. Je veux indiquer le côté original de ce système, et rechercher ce qu'il a reçu de son époque.

Observateur profond, Broussais, par position sociale, en
suivant les armées, était souvent obligé de se replier sur lui-
même et de faire de la philosophie médicale; lorsque les loisirs
de son errante carrière le permettaient, il s'appliquait à médi-
ter encore sur les lésions anatomiques laissées par le mal sur
le corps inanimé.

Broussais avait partout suivi nos armées : en Allemagne, en
Italie, et j'avais d'abord pensé que ses observations en Allemagne avaient été le point de départ de ses théories, en raison
des formes inflammatoires plus fréquentes dans le Nord. Mais
cette supposition ne supporte pas l'examen, ni médical, ni
historique. C'est en Italie que Broussais a fait le plus d'observations d'anatomie pathologique. Il avait là pour le guider de
beaux modèles : l'École de Pavie, les travaux de Morgagni, etc.
Il trouvait dans ces contrées tous les éléments les plus favorables aux tendances de son esprit. Et du reste, tous les médecins d'alors étudiaient avec ferveur l'anatomie pathologique.

Broussais était fixé par les travaux de Haller, de Bichat, sur
la valeur de l'irritabilité, des forces vitales.

Broussais, en recherchant les traces des lésions morbides,
ne dut, ne put voir dans ces traces que les résultats de l'inflammation, de l'irritation.

C'était naturel, car dès qu'en anatomie pathologique on
admet que la congestion et la rougeur sont des phénomènes
inflammatoires et que l'inflammation est le résultat de l'irritation (les observations microscopiques semblent le prouver), il
était impossible de ne pas voir des résultats de l'irritation dans
les altérations trouvées après la mort.

Il est très difficile de différencier les altérations anatomi-

ques quand elles ne sont pas très avancées; ainsi la rougeur
due à l'imbibition cadavérique et la rougeur due à un premier degré de l'inflammation. Où commence, où finit la colo-
ration normale des tissus sains; pour l'estomac surtout, est-on
fixé sur ces qualités de couleur et de consistance; peut-on
affirmer s'il y a ou non du ramollissement, je parle dans les
cas très simples, dans les débuts des maladies. Il est très
difficile aujourd'hui de s'entendre sur les phénomènes dits
inflammatoires.

Le système de Broussais était d'une logique absolue. Il doit
demeurer vrai pour tous les médecins qui veulent voir la raison de toutes les maladies dans les altérations pathologiques.
L'irritation est la raison unique et suffisante de tous les phénomènes révélés par l'autopsie.

Cette théorie ne peut supporter l'analyse, quand on réduit
les phénomènes anatomiques à être des accidents consécutifs,
des effets et non des causes.

A cette époque, de Broussais, ses auditeurs devaient accepter
toutes ses explications, toutes ses raisons ; ses théories avaient
l'apparence de la certitude. Professeur et élèves, imbus de la
philosophie de Condillac, avaient tous la même manière de
comprendre les phénomènes de la nature.

La philosophie écossaise n'avait pas encore, en pénétrant en
France, ramené les esprits à des affirmations moins absolues.

Broussais, dans les conditions où il se trouvait, ne pouvait
agir autrement qu'il ne l'a fait ; non pas créer la médecine
physiologique qui existait avant lui, mais faire ressortir toute
la valeur des altérations anatomiques. Il était exagéré mais
ses exagérations mettaient mieux en évidence la nécessité
absolue des recherches *post mortem*, pour confirmer le diagnostic porté pendant la vie.

Par lui et pour lui l'irritation, cause unique des maladies,
était une vérité forcée; la gastro-entérite, une conception
logique.

En posant cette affirmation comme un axiome, il se trouvait tout naturellement en opposition avec Pinel, et les médecins qui, comme Laennec par exemple, reconnaissaient des maladies dues à d'autres causes : les fièvres essentielles. Pouvait-il y avoir fièvres essentielles quand, à l'autopsie, on trouve constamment des tissus altérés, ramollis, ulcérés, etc., etc. ? Évidemment non. Ce sont ces désordres, cette congestion, ces ulcérations qui déterminent les fièvres. D'où ces luttes qui firent tant de bruit.

En admettant l'irritation comme cause des maladies, Broussais était encore en opposition avec le Brownisme, et devait d'autant plus l'attaquer qu'on pouvait lui opposer cette doctrine comme inspiratrice de la sienne.

Ces considérations suffiront pour montrer comment a dû naître le système de Broussais, comment il se trouvait indiqué par le courant des études anatomiques et les tendances philosophiques de l'époque.

Outre ses idées théoriques, Broussais eut un rôle très important, en popularisant par son éloquence les études d'anatomie pathologique. Depuis lui ces travaux ont toujours progressé, soit qu'ils aient été entrepris pour le défendre ou l'attaquer.

Et voilà pourquoi j'ajoute encore : mieux vaut un système, même exagéré, que de ne point en avoir.

Le système est l'étincelle qui met le feu aux intelligences, le brandon qui soulève les discussions et fait progresser. Il faut toujours un peu de passion et de lutte pour marcher en avant, pour travailler avec fruit. L'esprit le plus lucide, le plus créateur finit toujours par se complaire dans son œuvre, et s'endormir dans l'admiration personnelle s'il n'est pas fouetté par la contradiction. La controverse fait voir une idée sous toutes ses faces, fait sortir toutes les conséquences d'un problème scientifique. Le rôle de Broussais fut donc immense, sa popularité légitime, sa gloire assurée.

Cependant si par les travaux de l'école du Val-de-Grâce, le diagnostic a gagné en précision, en sûreté, il est trop exclusif, trop restreint; il ne s'applique qu'à la maladie localisée, matérielle; il ne tient pas assez compte des causes et de la constitution du sujet. Il perd en valeur théorique et thérapeutique.

Quand on s'est enfermé dans un système absolu, restreint, il en découle des conséquences forcées : La science était systématique, l'art le devint, et la thérapeutique, glissant sur cette pente, sous prétexte d'être calculée d'avance et précise, devient immuable, immobile.

C'est dans cette voie que le chef devait entraîner les élèves, et c'est ce qui ne manqua pas d'arriver avec l'exagération naturelle à des disciples enthousiastes. La pratique médicale fut assez malheureuse par suite de ces élans irréfléchis; le sang fut versé avec une abondance faite pour réjouir l'ombre de Guy Patin. Nous sommes en train de marcher dans un sens opposé, mais de ce côté l'excès est moins dangereux et les abus moins irréparables.

La lutte qui avait commencé du vivant de Broussais prit une forme nouvelle après sa mort. Les partisans et les antagonistes se mirent à travailler; les premiers exagérèrent les pensées du maître, le trahirent par ce fait, et portèrent autant de coups à sa doctrine que ses adversaires, qui, tout en luttant contre la médecine physiologique, acceptaient malgré eux, par la force des choses, ce qu'elle avait de bon.

Peu à peu les bruits s'éteignirent, les disciples dispersés ne furent plus remplacés dans l'école, et la médecine broussaissienne disparut, laissant après elle des traces durables de son passage.

On peut dire à peu près sans craindre de se tromper, que les idées sont toutes à peu près les mêmes, pas d'idées dominantes, que l'on s'est plutôt rapproché de Pinel, dont on pourrait présenter la tendance manifeste à incliner vers l'école anglaise, une sorte de Brownisme modifié.

A l'époque actuelle, les facultés qui autrefois affichaient un cachet particulier, une spécialité doctrinale, se confondent dans les mêmes opinions. Strasbourg (quand nous l'avions encore), Montpellier, Paris n'ont plus de drapeaux : tout dissentiment s'efface dans un silence laborieux, on accumule des faits, mais que sortira-t-il de cela ?

Beaucoup de médecins distingués ont essayé de formuler des dogmes nouveaux, mais ces dogmes sont restés à l'état de projet non accepté, parce qu'ils n'embrassaient pas toute la science, qu'ils n'exposaient pas des idées générales. Il n'y a plus de doctrine. C'est un malheur. « Plût à Dieu qu'il y eut un système, même mauvais, » disait M. Lustreman au Val-de-Grâce (discours de fin d'année). Quand et comment les principes épars, les opinions diverses arriveront-elles à se synthétiser ? Nul ne le sait. Pourra-t-on le faire ?

De nos jours, les études critiques, historiques ont fait de remarquables progrès par MM. Littré, Daremberg et d'autres ; l'antiquité nous est bien et presque complétement connue.

Les études anatomiques nous ont donné tout ce qu'elles pouvaient donner. La chimie multiplie ses expériences, la physiologie fait chaque jour de nouvelles découvertes.

On a donc bien des éléments.

L'école de Montpellier avait tenté de restituer tout leur éclat aux doctrines hippocratiques, en les rajeunissant par son mélange au vitalisme de Dumas. Mais les tentatives avaient été infructueuses. Ce n'est pas avec des formules spéculatives, qui doivent être admises en quelque sorte comme articles de foi, que l'on fait progresser la science.

Rien n'est plus contraire aux tendances nouvelles de l'esprit qui ne refuse pas d'admettre les choses possibles, raisonnables, bien qu'inconnues dans leur essence, mais qui repousse les spéculations inutiles, les affirmations sans preuves suffisantes.

M. Forget lui aussi avait essayé d'édifier un système, mais sa doctrine des éléments, écrite avec le style habituel de ce professeur éminent, vif, mordant, lucide, ne répond pas exactement aux désirs de l'auteur.

La médecine qu'il professe est l'éclectisme; il ne fait en définitive que de la médecine de symptômes. Or, une doctrine qui n'a pas un fondement unique, une base plus ou moins spécieuse, mais affichée, n'est pas une doctrine générale. C'est un mode d'application, un procédé de l'art de guérir. Et encore, s'il est permis d'ajouter quelques critiques à une œuvre louable, c'est que si dans la pratique on a besoin souvent d'agir par tâtonnements, quand il s'agit des lois, des connaissances générales, il faut des formules, des axiomes, une sorte de critérium qui décide de la conduite à tenir, des règles à observer. Par cette séparation des éléments on divise trop, on amène forcément une dilution telle que l'idée disparaît, et l'on s'expose à tomber dans l'empirisme vulgaire.

Et M. Forget, qui veut surtout combattre l'empirisme, prêche une doctrine qui mène tout droit à ce qu'il veut éviter.

Tant il est vrai, pour prendre une de ses idées, que les inconséquences naturelles de l'esprit humain, qui sont souvent un bien en corrigeant les excès des doctrines, sont pour lui défavorables, car avec des intentions louables il arrive à des conséquences *funestes*.

Ce que je dis du travail de M. Forget s'applique à cet ouvrage comme œuvre doctrinaire, mais tout médecin doit consulter ce volume véritablement utile; ce n'est que lorsque l'on a fait déjà une longue expérience de la pratique médicale que l'on comprend le besoin de s'attacher à la doctrine des éléments ou symptômes.

Mais je crois mon jugement fondé en disant que le système doit être net, défini, impératif dans ses grandes généralisations.

Que faut-il donc faire dans l'état actuel des choses? Faut-il désespérer? non.

Tout vient à point à qui sait attendre. Et nous avons pu nous assurer que chaque siècle n'avait pas son synthétiseur, son système; et puis nous ne sommes pas loin du règne de Broussais. La confusion n'est pas assez grande dans les esprits pour que la nécessité d'un système soit aperçue par tous. La connaissance plus ou moins complète des doctrines anciennes sert de guide à chaque médecin selon ses goûts.

Enfin, les travaux quotidiens sont extrêmement importants, mais ils ne sont pas assez complets peut-être, ou plutôt assez accentués, pour permettre de tirer de leur réunion une conclusion générale, qui sera le système désiré.

En attendant, le mieux est de faire ce que l'on peut, chacun pour soi, de se tenir au courant des nouveautés médicales, et réfléchir le mieux possible aux enseignements scolastiques.

Pour moi, je crois être vrai en répétant ce que j'ai dit au début, c'est que tous ces systèmes brillants ou profonds se distinguent peu les uns des autres, c'est plutôt le contraire; ils se succèdent, se remplacent fatalement; ils se forment par la combinaison des opinions du passé avec les idées du présent; qu'ils ont suivi dans leur développement un ordre logique, et si je n'ai pas porté la conviction dans l'esprit de mes lecteurs, par leur description succinte, je vais essayer par des exemples de confirmer mes affirmations.

Les doctrines sont nées suivant un ordre logique! L'esprit humain se développe selon des lois normales inéluctables; il va du simple au composé; cette marche se traduit dans la science par la clarté de plus en plus grande et surtout le plus d'étendue des vues générales. Modeste et simple à son début, toute science en grandissant se rend légitime par une plus grande précision relative. Il en est de même en médecine.

La doctrine des éléments, comme la plus simple, devait naître la première. C'était la première manière d'interpréter la composition du corps humain; on ne pouvait mieux la comprendre qu'en la supposant faite avec les mêmes principes que ceux que l'on croyait reconnaître dans la nature entière. Cette doctrine, en se perfectionnant, se transforme en humorisme ; les humeurs sont sous la dépendance des éléments. Les idées, dans les deux opinions, sont peu différentes ; il n'y a que des augmentations de détail et des résultats de l'expérience raisonnée. Les connaissances anatomiques sont trop obscures pour que les données philosophiques pures ne prévalent pas.

Après une longue série de siècles, le solidisme apparaît par suite de nécessités invincibles ; on a quelques notions anatomiques, on différencie mieux la constitution des êtres ; de plus les systèmes philosophiques sont modifiés, la doctrine des humeurs ne rend pas compte suffisamment des causes morbides.

Dans une période de discussions philosophiques, où les esprits s'élèvent aux plus grandes hauteurs dans leurs conceptions spiritualistes, il est absolument nécessaire de soumettre la matière à l'intelligence. Le vitalisme *naît*.

Les trois systèmes simples, métaphysiques, les seuls possibles sont créés. Les sciences accessoires grandissent et prêtent leurs notions à la médecine, la philosophie sa méthode.

Alors naissent ce que l'on pourrait appeler différentes sectes, variant entre elles par les aperçus de détails, mais se rattachant facilement toutes aux trois doctrines primitives.

En effet, quelle que soit la manière dont on présente le principe vital ou tout autre principe abstrait en dehors de la matière, on est vitaliste ; que l'on fonde exclusivement ou relativement des théories sur les observations chimiques ou anatomiques, on se rapproche du solidisme ou de l'humorisme, on ne peut échapper à cette nécessité.

Or, chaque système en apparaissant a été fondé sur des nécessités nouvelles, des aperçus inconnus avant lui, apportant une vérité à ajouter aux anciennes ; à mesure que les sciences marchaient, les systèmes se multipliaient et devenaient plus complets; il y a lieu d'affirmer la logique de leur développement.

Appliquons aux faits médicaux les données doctrinales pour montrer mieux encore leur évolution forcée et naturelle à travers les âges. Je ne prends ni l'inflammation, ni la fièvre, car c'est presque sur ces deux seuls mots, qui renferment des idées très complexes, que se sont faites les discussions passées; ce serait presque répéter sous d'autres formes l'étude des doctrines.

J'applique les définitions successives des systèmes aux hydropisies, terme assez général pour prêter aux explications variables, mais ne permettant pas de servir de base à une doctrine.

Suivons les divisions qui ont été admises de l'hydropisie depuis les temps anciens jusqu'à nos jours.

La première division que nous trouvons est celle des hydropisies suivant leurs siéges; la cause supposée.

Cette division est la plus simple, la plus naturelle, celle qui la première vient à l'esprit; elle est la conséquence forcée de l'inspection des malades, n'a besoin pour être admise, ni de spéculation sur sa nature, ni sur sa cause.

Elle règne pendant tout le cycle hippocratique à quelques variantes près.

Dans la plupart des cas, cette division n'a qu'une valeur très relative, restreinte. Mais il était impossible de demander mieux à des observateurs ignorant l'anatomie pathologique.

Les anciens, cependant, avaient des idées très justes sur certaines hydropisies; ils avaient deviné la cause de quelques épanchements; ainsi les ascites consécutives aux fièvres intermittentes.

Cette corrélation est de toute évidence, pour l'observateur le moins attentif, dans les pays marécageux.

Que le voyageur le plus futile traverse certaines bourgades de l'Italie, près de Verceil par exemple, il verra sans les chercher des spécimens d'hydropisie dus à l'endémie paludéenne qui décime les populations occupées aux rizières. Là, des hommes aux ventres volumineux traversant péniblement les rues du village; plus loin, sous les jupons écourtés des femmes, on voit d'énormes jambes qui attestent, par leur forme et leur grosseur, qu'une affection chronique domine la constitution.

Il n'est pas besoin d'être médecin pour tirer une conclusion des causes aux effets, tellement l'évidence est écrite en caractères lisibles pour tous les yeux.

Cependant deux déductions également possibles et fondées peuvent se faire : l'une attribuant l'hydropisie à l'intoxication directe; l'autre disant : le foie étant malade, l'hydropisie est due au foie. Cette dernière explication est déjà plus compliquée, plus prétentieuse.

Ce qui se passe maintenant a dû avoir lieu autrefois, et les opinions sur l'hydropisie se sont formées comme je viens de le dire; d'autant plus que toutes ces explications hippocratiques ont été formulées à la suite d'une longue pratique dans les lieux marécageux.

Dans les œuvres du médecin grec, on voit cette étiologie parfaitement démontrée, car c'est toujours dans les lieux bas et humides que l'on constate les hydropisies.

Ainsi donc, division des hydropisies d'après leurs siéges, et causes rares, mais évidentes.

La prétention à la certitude ou du moins à mieux expliquer augmentant, on ne se borne plus à voir le siége des hydropisies, mais leur marche, leur mode d'apparition. Ici la théorie du Strictum et du Laxum avait beau jeu; mais ce que l'histoire accorde à Asclépiade, c'est surtout la distinction importante qu'il fait de la marche des hydropisies : Première division Dychotomique, hydropisies aiguës; 2e hydropisies chroniques. Division naturelle et vraie qui s'adapte merveilleusement à ce sujet, car les hydropisies peuvent très bien être divisées d'après leur marche, quel que soit leur siége. Les opinions

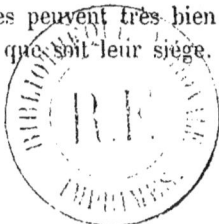

7

anciennes ne sont pas renversées, les nouvelles ne sont pas absolues, elles ne cherchent pas encore la cause prochaine.

Galien arrive avec ses idées conciliatrices ; il accepte les divisions anciennes quant au siége et à la marche, mais il ajoute une explication : Galien plaçait dans les vaisseaux la cause de la fièvre; par une liaison d'idées naturelles, il place la cause des hydropisies dans le sang.

Les sciences continuent leurs progrès ; les travaux anatomiques apportent tous les jours de nouvelles découvertes : Asellius découvre les vaisseaux lymphatiques, et de suite l'on trouve dans les vaisseaux lymphatiques des causes d'hydropisie.

Harvey découvre la grande circulation ; de suite Lower cherche à prouver expérimentalement le rôle des vaisseaux dans les épanchements séreux. Ainsi toujours les trouveurs ou les inventeurs de systèmes appliquent leurs théories à tous les phénomènes médicaux.

Les données expérimentales, les spéculations trouvent à être mises en avant dans les questions les plus multiples.

Hofmann par son spasme, Boerrhaave par son obstruction expliquent facilement les épanchements.

Brown ne voit que des hydropisies asthéniques.

Bichat, appliquant les lois de l'irritabilité générale de Haller à l'étude des sciences, démontre que l'irritation directe est une cause puissante de sécrétion de ces tissus.

Les modernes se hâtent de s'emparer de ces vérités si évidentes, et de suite se forme une division nouvelle des hydropisies. Les unes dues à une force vitale de l'organisme, les autres occasionnées par un résultat mécanique sur la muqueuse.

Que cette action soit directe ou déterminée par des altérations antérieures, on a les hydropisies actives ou les hydropisies passives. Et presque tous les médecins du commencement de ce siècle adoptent ces divisions, Broussais excepté, qui les attribue à l'irritation.

En résumé, cet exposé historique démontre que le siége, la marche et les causes ont été successivement appréciés. Depuis Galien, l'étude des causes a gagné chaque jour ; et puis, grâce aux progrès de l'anatomie, chaque système peut trouver un phénomène quelconque, bon à expliquer les déductions théoriques.

A l'époque de calme, d'observations discrètes où nous sommes arrivés, il en est résulté que la division que l'on fit des hydropisies dut être forcément composée par la réunion de toutes les opinions antérieures. La critique intelligente, refusant ce qu'il y a de plus exagéré, d'absolu dans chaque doctrine, groupe, compare et formule. Finalement la classification Monneret et Fleury est exposée.

Ces Messieurs tiennent compte de toutes les opinions fondées, des faits évidents ; et tout en faisant une large part au passé, laissent une porte ouverte aux opinions de l'avenir.

Cette combinaison, cette association constitue l'éclectisme pur, c'est-à-dire la négation de tout système.

Je ne sais si j'ai bien fait comprendre cette idée que je voudrais rendre aussi claire que possible, c'est la croyance en l'emboitement successif des systèmes.

C'est la certitude que jamais une idée vraie, utile, n'est perdue ; que le progrès se fait, et par les révolutionnaires, et malgré les despotes doctrinaires qui voudraient imposer des limites à la science.

Lorsque l'on dit : à notre époque il n'y a plus de système, cela veut dire que la fusion complète des systèmes anciens a eu lieu ; il ne s'est pas fait jour une doctrine nouvelle qui fasse hérésie, car il faut presque toujours commencer par une apparente hérésie pour faire accepter une vérité.

Pour expliquer ce silence, outre les raisons que nous avons déjà données, on peut encore trouver d'autres motifs très complexes, très difficiles à préciser, ainsi :

Le doute philosophique, le besoin de preuves palpables qui

est une des nécessités scientifiques de l'époque, la crainte des déceptions, parce que l'on a l'habitude de confondre les systèmes dans un anathème général, sous prétexte d'imperfection et de ce qu'ils ne rendent pas suffisamment compte de tous les faits, ces motifs n'ont en réalité qu'une médiocre valeur.

Il n'est pas permis de demander la perfection à des systèmes, on ne peut prétendre règlementer d'une manière absolue une science naturellement progressive.

Puis, souvent au lieu de se rendre compte de la valeur réelle du système, on s'est borné à écouter les mots, et lorsqu'ils étaient différents de ceux du langage ordinaire, on les a jugés ou trop profonds ou trop obscurs.

Dans presque toutes les discussions médicales, on retrouve cette confusion des idées, cette absence de la notion des systèmes.

Et, bien que maintenant on ne puisse être absolu partisan d'aucune des doctrines passées, chaque jour on entend dire : moi je suis organicien, Monsieur est vitaliste, etc., etc...

Les discussions devant l'Académie elle-même paraissent plutôt des tournois littéraires que de véritables luttes scientifiques quand il s'agit de ces questions. A quoi sert de se proclamer chimiste, vitaliste, etc., quand aucune de ces doctrines ne peut plus représenter la science actuelle. Les défenseurs impromptus de ces systèmes ne songent pas à la fusion de toutes ces idées qui s'est faite par l'influence du temps et des travaux successifs. Tous les orateurs ne peuvent formuler que des axiomes isolés, ils ressemblent assez à des philosophes qui disputeraient sur les attributs de Dieu en les niant ou en n'en acceptant qu'un. Il n'est plus permis de ne voir dans la science qu'un principe isolé ou de donner des causes inexplicables.

La science médicale est complexe, elle a des lois, mais aussi des faits qui ont besoin d'être sagement commentés.

Il est bien entendu qu'en chimie, comme en médecine, il y a des causes, des lois dont la nature intime échappe et échap-

pera peut-être toujours à notre petite intelligence; par conséquent on doit hésiter toujours à affirmer un système absolu
quel qu'il soit.

En France, on ignore généralement l'histoire de la médecine, malgré les remarquables travaux d'hommes de grand
talent, qui nous feraient, avec peu de peine, connaître parfaitement l'antiquité médicale.

Mais comme les étudiants en médecine suivent des cours
pressés, que les notions d'érudition pure sont inutiles aux
examens, les livres d'histoire ne sont pas lus. Sortis des bancs,
les nécessités de la vie, clientèle ou autres besoins, absence
de loisirs, ne permettent pas aux médecins de posséder ou de
parcourir les volumineux ouvrages dont nous parlons.

Enfin le mode actuel de constitution des Facultés amène
aussi ce résultat de température moyenne dans l'atmosphère
scientifique. Les professeurs exposent des leçons déterminées
par les règlements et limitées par le temps scolaire. De sorte
qu'ils n'ont pas le temps, au milieu de ces travaux réglés
d'avance, de dire quelques mots de ce que l'on pourrait appeler les œuvres de spéculation pure.

Cependant cette forme intellectuelle, la spéculation, qui est
dans les sciences ce qu'est l'imagination dans les arts, mérite-
rait bien d'être quelque peu cultivée.

Une chaire n'était pas de trop dans nos écoles pour exposer
aux élèves l'histoire de la médecine et les tendances idéales
de l'art.

Cependant avant d'abandonner cette question, à proprement
parler, de la médecine philosophique, il n'est pas sans intérêt
de regarder autour de soi, de chercher à comprendre ce qui se
dit et surtout ce que l'on pense, de voir si notre époque est tout
à fait dénuée de théories.

Dans les beaux temps de l'anatomie pathologique, les théories rajeunies par Broussais étaient facilement confirmées à
l'amphithéâtre. Des yeux prévenus ne pouvaient manquer de

rencontrer partout les preuves de l'inflammation dans presque tous les organes.

La moindre arborisation d'une artériole dans les intestins était le signe indubitable de ce phénomène, et pendant quelques jours les partisans de cette doctrine crurent avoir poussé les recherches anatomiques à leurs dernières limites.

Mais la chimie et le microscope modifièrent ces opinions.

Les belles recherches, dues aux procédés nouveaux d'investigation, ont reculé les bornes de l'anatomie pathologique ; et il n'est pas encore permis de savoir où s'arrêteront ces conquêtes.

Seulement, quels que soient les résultats des observations microscopiques et des réactions chimiques, on peut toujours affirmer ceci : c'est qu'elles ne donneront connaissance que des effets, non des causes.

L'altération première de l'organisme peut seule être révélée mais non le pourquoi. Que nous allions jusqu'à la cellule ou le blastème, peu importe. Le progrès anatomique sera considérable mais le progrès médical n'aura pas une si grande portée.

Si un travailleur sérieux voulait constituer un système il ne le pourrait pas, parce que la génération actuelle n'est pas encore en possession d'un système philosophique général, c'est-à-dire absolument admis par tous.

Cependant notre époque n'est pas si dépourvue d'études philosophiques qu'on pourrait le croire ; si les temps n'ont pas été propices au développement des conceptions, les penseurs n'ont pas fait défaut; il y a lieu même de supposer que les années qui viennent de se passer ne seront pas si ternes dans l'histoire de l'entendement humain. L'Université aura elle-même de beaux noms à offrir; je pourrais citer au hasard; dans les écoles, en dehors de l'Université, nous trouvons de grands et sérieux travaux, et peut-être de hautes exigences. Ce sont celles de l'École Positiviste. Les disciples d'Auguste Comte prétendent réaliser les espérances de la philosophie, ce qui est douteux encore, mais les tentatives sont remarquables.

Il est évident que c'est la doctrine du Positivisme qui tend à dominer, elle augmente tous les jours ses partisans ; toutes les sciences sont inspirées par sa méthode ; jamais en aucun temps on n'a cherché avec plus de régularité, de soins, je dirai de minutie, la réalité des phénomènes. Cette simple observation démontre péremptoirement la vérité que j'ai inscrite au début de ce travail, c'est que la philosophie est la science principale qui dirige toutes les autres, et c'est naturel.

Ce n'est pas que la philosophie positive ne puisse offrir de sujets à critiquer, mais elle a dans l'étude des objets contingents une supériorité incontestable.

La médecine est une des parties de la biologie, puisqu'elle a le devoir de connaître les lois générales qui régissent les êtres. Et c'est la biologie qui doit formuler toutes les lois de la vie dans tous les êtres animés.

Mais voici que l'on pourrait, si je ne me trompe, rencontrer dans la doctrine positive quelques aphorismes contradictoires.

Dans cette doctrine, le véritable philosophe ne doit pas perdre son temps à la recherche des causes premières, à toujours inconnues, mais seulement étudier les faits contingents. Cette interdiction est une faute ! car où est la limite du connu, du possible, n'a-t-on pas chaque jour à enregistrer des vérités que l'on avait regardées dans les temps comme inaccessibles à l'esprit humain ? Il est donc défendu d'aller où la théorie vous conduit, où la spéculation vous mène. Il est vrai que cette première maxime est atténuée par cette autorisation de faire des hypothèses, pourvu que ces hypothèses ne soient que temporaires, en forme d'hypothèses de géométrie ; c'est cette tolérance qui explique pourquoi le positiviste vient affirmer que la matière et ses manifestations sont inséparables ; en d'autres termes que les forces sont immanentes à la matière. Théorème que l'on ne peut prouver, par conséquent pure hypothèse, et surtout hypothèse non géométrique, inconséquente avec la doctrine.

De ce que nous ne pouvons avec nos sens comprendre la matière sans les propriétés qui la font telle, sans ses manifestations, il n'est pas nécessaire de conclure à la confusion de ces deux choses, la matière et les forces.

Il est plus simple, et pas plus le positivisme que les autres doctrines n'y font opposition, de pousser le plus loin possible l'étude des lois qui régissent les forces et la matière.

Il est prudent, c'est certain, de ne pas se prononcer sur la nature de ces rapports, mais chercher à préciser la raison de ces rapports est permis.

Il est évident que la nature obéit à certaines lois, que les forces varient, qu'il y a quelque chose de différent entre un lapin et un homme. C'est cette cause première que le positiviste ne veut pas poursuivre. C'est un tort, car on peut reprocher à cette doctrine de couper court à tout progrès.

Quelques mots à propos des travaux de l'école, et nous verrons que malgré ses prétentions la doctrine ne s'éloigne pas beaucoup des doctrines anciennes.

Beaucoup de physiologistes français, ainsi que le prussien Virkow, admettent des vies partielles pour des organes divers. La cellule est l'unité primordiale, les organes sont des départements vitaux, et M. Claude Bernard explique très nettement cette idée à propos des ganglions du grand Lympathique.

Mais pour dire des vérités si nouvelles, il ne faut pas se souvenir de Van Helmont, Paracelse, Bordeu, et même de Leibnitz, quoique les physiologistes ne fassent pas de la cellule l'analogue de la monade, miroir de l'univers.

D'autres physiologistes positivistes se rapprochent de Hunter : MM. Robin et Littré. Cette école admet que les corps organisés ayant vie, ont une propriété spéciale, qui est cette vie. Que cette vie résulte forcément de l'agrégation des corps organisés dans des circonstances données, rien de mieux ; lorsque la combinaison des principes nécessaires à la formation d'un corps organisé, c'est-à-dire l'oxigène, l'hydrogène, le carbone et l'azote, se fait dans des circonstances déterminées, il résulte que la vie apparaît, qu'un corps organisé est formé ; c'est un fait que l'on ne peut nier, et les propriétés qui en résulteront seront très réelles ; il ne s'en suit pas, comme conséquence, que ces propriétés soient inhérentes aux matériaux de combinaison, qu'elles soient des propriétés de cette matière. Il est très vrai que nous ne connaissons pas le pourquoi qui fait que cette association de quatre corps donne lieu à un phénomène très différent des phénomènes physiques, que nous ne les connaîtrons jamais peut-être ; mais il n'est pas nécessaire et forcé d'admettre que les phénomènes vitaux se confondent avec la matière, quoiqu'ils aient besoin de la matière pour se manifester. Et M. Robin, en affirmant que la force est immanente à la matière, a outrepassé les limites que le positivisme veut poser. Car de ce que nous ne connaissons la matière que par ses manifestations, nous ne pouvons affirmer que ces manifestations sont inhérentes à la matière.

Cette affirmation n'est qu'une hypothèse, et à ce titre n'a que l'influence d'une hypothèse.

Hunter a été plus sage et tout aussi vrai en se bornant à donner le mot : Principe de vie : aptitude à la vie.

Quand on s'occupe de ces questions philosophiques, on est entraîné malgré soi à les passer en revue ; elles ont un si entraînant intérêt que l'on ne peut résister à l'attrait qui vous tient.

Aussi bien ce n'est pas trop s'éloigner de mon sujet que de dire quelques mots encore d'autres déductions nées sous l'influence du positivisme français.

Comme depuis quelque temps, en France, on avait pris comme une mode de ne plus voir que par les yeux des Allemands, lorsqu'ils ne laissaient rien tomber chez nous sans le ramasser, et que beaucoup de choses, en France, n'étaient connues par des Français qu'au retour de Berlin (c'était un genre) ; il nous est arrivé des idées philosophiques assez bizarres qui ont été néanmoins traduites, par des expériences physiologiques, par M. Luis ; on peut résumer les idées matérialistes venues de l'Allemand, que le nom de M. Burkner personnifie.

La philosophie allemande, par Herder, avait proclamé l'éternel devenir de l'intelligence, c'est-à-dire le perfectionnement de l'esprit du genre humain. D'autre part les physiciens ont pu s'assurer que la matière ne se détruit pas, qu'elle se transforme, qu'elle est donc, elle aussi, éternelle.

Maintenant, comme les positivistes admettent que les forces et la matière sont confondues, la force est inhérente à la matière.

Qu'il n'y ait pour ce parti aucune force créatrice, aucun Dieu (ainsi Laplace), c'est une opinion qui ne regarde que ceux qui l'admettent ; mais qu'ils prétendent supprimer la *loi* qui régit l'union de la force et de la matière, c'est-à-dire la cause, de quel nom qu'on l'appelle ; cela me paraît difficile. Le temps est le grand formateur, très bien ; c'est le hasard alors qui domine le monde, mais singulier hasard qui ne change jamais.

M. Luis admettant ces conséquences que les sensations déterminent les actes moraux, les phénomènes volontaires, les conceptions abstraites, et poussant plus loin les idées de Condillac, confond ces deux phénomènes ensemble ; je ne veux pas revenir sur la petite critique que je fais de cette confusion de deux ordres de phénomènes différents quoique ne pouvant se produire sans leur union. M. Luis peut faire à sa guise manœuvrer les cellules cérébrales, sans le prouver toutefois, je le veux même croire, mais il ne me donne pas le pourquoi de toutes ces manœuvres, compliquées du reste ; quoiqu'il soit évident que la pensée soit souvent sous la dépendance de la volonté, cela ne suffit pas pour affirmer que le cerveau secrète ses idées, comme le foie, la bile, ou que les mouvements des cellules forment des idées ; je demanderais encore comment

ces phénomènes physiques permettent de prévoir ou de se souvenir. Je désirerais savoir de M. Luis de quelle manière une
cellule se met en colère, et comment on peut admettre que des
phénomènes physiques produisent des phénomènes abstraits.

Tous les auteurs de ces idées se disent matérialistes, ils ne
sont que panthéistes puisqu'ils admettent et la matière et les
forces.

Le matérialisme n'existe pas.

Les idées de Darwin, qui ont maintenant un nombre considérable de partisans parmi les hommes éminents, se fondent
sur des théories ambigües ; il n'est pas de mon sujet ni dans
le plan de mon travail de m'occuper de cette question. Cependant, comme tout s'enchaîne dans ce monde, et que les questions de Genèse sont très importantes en biologie, il m'est
permis de faire en passant quelques objections à ce que cette
doctrine a de trop rigoureux.

Les théories de M. Pouchet sur la génération spontanée, qui
se rapporte aussi à ce même courant d'idées, me semblent
mériter les mêmes objections.

On parle de génération spontanée ; les débats à ce sujet ont
eu d'immenses retentissements ; je ne reviendrai pas sur tout
ce que l'on peut en dire, mais s'il est vrai que la génération
spontanée peut se prouver pour les infiniment petits, on ne
peut se refuser à l'admettre pour les échelons plus élevés, et
l'on est amené de suite à la doctrine de Darwin : la succession
des êtres, leur développement dépendant des milieux et des
besoins ; la sélection naturelle, la lutte de la vie.

Cependant je dirai en toute humilité que je ne puis comprendre qu'un être qui naît spontanément par suite de la combinaison fortuite de certains matériaux, lesquels s'organisent
d'avance pour un but qu'ils ne connaissent pas, que ces matériaux qui se produisent sans génère, aient la curieuse idée de
créer des sexes, et, chose plus curieuse encore, que le premier
père seul a la pensée de modifier ses moyens de reproduction,

tandis que les fils, les personnages sexifiés, non seulement ne le désirent pas, mais ne peuvent plus changer leur manière de reproduire l'espèce.

D'autre part, pour faire admettre la théorie de Darwin, on se sert beaucoup, pour prouver la transformation des espèces, leur perfectionnement successif, sur la persistance des mêmes formes en embryologie, communes aux diverses espèces. Je crois que l'on exagère la valeur de cet argument.

Voici pourquoi : 1° D'abord il est évident qu'au commencement de tout être, à son principe, on rencontre la cellule (l'amoeba) ; ensuite il n'y a pas de nécessité d'avoir différents procédés de formation et d'accroissement pour un être et pour un autre ; 3° Dans tous les êtres, le premier point de développement doit être le centre, puis les organes importants, les supports, etc...

Il n'y a pas non plus de raison pour que cette marche soit modifiée complétement ou en quoi que ce soit pour un être ou pour un autre, puisque la vie fœtale est la même pour tous. Donc tous les fœtus doivent à peu près se ressembler ; les caractères particuliers, distinctifs aux variétés, n'apparaissant que les derniers ; et chaque espèce s'arrête à son point de formation complète pour sa vie et pour sa fin.

L'homme, qui est le plus élevé dans l'ordre zoologique, a la nécessité de subir le développement le plus complet ; par conséquent, passe par tous les états intermédiaires, pour s'élever à sa classe, sans qu'il soit nécessaire de conclure que les animaux moins avancés que lui, ayant des développements moins finis, soient ses prédécesseurs dans le développement histologique des êtres, soient ses parents, ses ancêtres.

Je ferai volontiers une comparaison : Quand un artiste fait un sujet, animal ou homme, le premier dégrossissement de son bloc est informe et ne ressemble à rien ; le témoin ne peut savoir si ce marbre sera animal ou cuvette, ce n'est qu'à la longue que la forme s'accuse.

Le point où l'animal s'arrête dans son évolution ne veut pas absolument dire qu'il ne va pas plus loin, parce qu'il ne trouve pas un milieu convenable à son développement, car il est permis de croire que cet arrêt est précisément la limite de son développement.

Les opinions de Darwin ne reposent donc encore que sur des hypothèses ; et pour d'autres arguments, il est nécessaire d'en appeler à une postérité bien lointaine, car nous n'avons pas connaissance dans le passé actuel de l'humanité, d'un changement dans la constitution des êtres actuellement vivants. Il faudra donc des milliers d'années avant que nos descendants puissent constater ce fait, ou infirmer les hypothèses avec connaissance de cause.

L'homme des cavernes, trouvé près de Menton, est une pièce capitale du procès. Des singes étaient-ils ses contemporains ou ses prédécesseurs ?

Que cette incursion dans les idées régnantes, indépendantes de la médecine, me soit pardonnée.

Il est évident que la théorie philosophique étant positive, il faut que la doctrine médicale devienne positive.

Et les opinions de M. Pidoux, de M. Chauffard, quelque bien ornées qu'elles soient, dès qu'elles reposent sur des données vitalistes n'ont pas de chances de succès, car elles ne seront plus admises, le principe vital n'étant qu'une formule abstraite qui n'est plus comprise.

D'autre part, les recherches chimiques, microscopiques, les recherches positives ne peuvent non plus rien fonder de nouveau ; dans les deux cas on se trouve reporté aux idées anciennes qui ont fait leur temps.

Que faut-il faire ? Eh bien ! c'est tout simple : appliquons la méthode positive à la médecine, ai-je dit, c'est-à-dire cherchons des bases solides qui ne nous ramènent pas aux anciens.

C'est ce point important qu'il me reste à développer.

Après avoir passé en revue les systèmes et leurs modes de

formations, il n'est peut-être pas inopportun de se demander
à quoi leur étude peut servir ; puis, cette question résolue, de se
poser cette autre question : En tenant compte de l'application
des vérités théoriques à la pratique médicale, les résultats ont-
ils été en rapport avec les éléments scientifiques ; en d'autres
termes, guérit-on mieux et plus souvent aujourd'hui qu'autrefois ?

1re question : A qui l'étude des systèmes peut-elle être utile ?
Bien certainement je n'aurais jamais eu l'idée de poser une
question aussi simple, si je n'avais maintes fois entendu des
médecins se moquer des recherches historiques et systématiques ; peut-on se dire connaître une science, appliquer un art
complexe, si on n'a réfléchi sérieusement aux idées qui ont
présidé à sa formation.

Le médecin qui ignore l'histoire de la médecine est dans la
position d'un entrepreneur de maçonnerie vis-à-vis d'un
architecte.

La formation des systèmes successifs est, à proprement parler, l'histoire du développement de la pathologie générale, et personne ne conteste l'absolue nécessité de la pathologie générale.

En étudiant les doctrines passées on comprend mieux les
idées générales régnantes, parce qu'on a pu les suivre depuis
leur première apparition jusqu'à leur expansion actuelle.

C'est à vrai dire là le plus grand service que rend l'étude de
la médecine ancienne, qui peut se formuler ainsi : développement des sciences sous l'impulsion d'une idée théorique.

Lorsque les théories sont formulées, elles passent rapidement dans le domaine de l'expérimentation, de l'application
pratique.

Suivre cette évolution dans l'histoire offre un intérêt réel
pour l'emploi des remèdes, pour la thérapeutique générale.
Cette science usuelle a toujours suivi le sort des doctrines, et
souvent même les exagérations des propositions théoriques
ont montré le vice des doctrines.

Enfin c'est une singulière manière de se dire savant, c'est-à-dire sérieux, et ne pas connaître ses ancêtres, leur façon d'agir et de comprendre l'art médical.

D'un autre côté il est très probable que si chacun connaissait mieux son antiquité, on inventerait moins de choses nouvelles, on rééditerait moins d'idées vieillies, usées par le temps.

Il n'est pas d'étude plus productive que celle des vieux auteurs; ils font réfléchir et multiplient les aperçus, enfin leur manière d'énoncer et d'exposer les faits diffère essentiellement de ce que l'on a l'habitude de lire aujourd'hui.

L'étude de l'histoire est donc le complément indispensable des études médicales. Quand on est sorti des bancs, bourré de tout ce qu'il a fallu apprendre pour répondre aux examens, cette étude repose et réjouit; on dirait qu'un bandeau vient de tomber de vos yeux, tellement on est surpris de découvrir des horizons nouveaux, plus vastes, plus harmonieux ; on comprend alors la médecine.

Il est inutile d'insister sur la démonstration de la nécessité impérieuse de connaître les systèmes dans leurs grandes lois.

Un dernier mot suffira : non seulement elle est utile comme science, mais elle hâte l'expérience du jeune médecin et lui rend plus facile les travaux de la pratique.

La seconde question : guérit-on mieux et plus souvent qu'autrefois, demande à être résolue par les relevés statistiques.

Il est évident que les méthodes actuellement employées sont plus certaines que celles des anciens ; le diagnostic est presque arrivé à la certitude; dans les cas difficiles où le doute est non seulement permis mais commandé, on s'approche de la vérité de telle sorte que l'erreur même est peu dangereuse, ce n'est presque pas une erreur. Mais si les procédés sont bien perfectionnés, les résultats sont-ils supérieurs ?

Depuis quelque temps je m'étais proposé de résoudre cette question en relevant les statistiques des hôpitaux.

Ces recherches sont faciles ; dans les établissements qui ont une durée déjà longue, où les archives sont bien conservées, on a un rapport exact entre le nombre des malades et les décès.

Cette statistique ainsi faite a une autre valeur que celle que l'on a, en comparant la mortalité d'une localité à sa population. Avec cette dernière manière de procéder, on obtient la moyenne de la durée de la vie, mais on n'a pas le rapport que je cherche, le vrai rapport médical, c'est-à-dire le chiffre des succès sur un nombre donné de maladies, c'est-à-dire le résultat de la thérapeutique, par suite la traduction en chiffres de l'influence de la doctrine médicale.

Je fis ce travail à l'hôpital militaire de Longwy ; le point de départ de mes relevés datait de la réouverture de cet établissement après les deux bombardements de la ville en 1815 par les Prussiens. Une triste fatalité les arrêta après le bombardement de Longwy en 1871 par les Prussiens.

Cinquante-six ans sont une courte période pour donner des renseignements suffisants sur la statistique mortuaire comparée. De plus un seul établissement, surtout de troisième ordre, comme celui dont je parle, ne peut fournir assez de matériaux.

Dans les registres d'un hôpital, quand les livres sont bien tenus, on a non seulement le rapport des décès aux entrées, mais on connaît aussi le genre de maladie ; enfin la nosologie régnante, deux données extrêmement importantes.

Dans le petit travail que je fis, les résultats obtenus n'ont point été en faveur des idées médicales nouvelles, et surtout en faveur de ma thérapeutique, car c'est pendant mon séjour à Longwy qu'il y a eu le plus d'affections graves et une mortalité proportionnelle plus considérable.

Cette conclusion brutale m'a fait faire plusieurs réflexions ; probablement si je n'avais pas été en cause, j'aurais trouvé moins d'indulgence pour mes confrères que pour moi-même, j'aurais moins cherché le chapitre des circonstances atténuantes.

Je fus donc convaincu quand même que nous n'étions probablement pas inférieurs à nos anciens, qu'il y avait là d'autres causes à déterminer ; les modifications apportées dans les
maladies ! Je ferai plus loin un chapitre à ce sujet.

S'il est bien certain que la pratique médicale gagne chaque
jour en précision, en sûreté, il est légitime de penser qu'elle
a de plus nombreuses réussites. Mais il est évident que le
progrès obtenu par les systèmes susdits, jusqu'à ce jour, n'est
pas celui qui doit satisfaire nos légitimes espérances.

Il faut mieux faire, et pour cela il faut changer de procédés,
puisque les résultats produits par toutes les théories ne sont
pas assez éclatants. Puisque nous ne guérissons pas beaucoup
plus de maladies que nos ancêtres, il faut nous ingénier à
diminuer le nombre des malades que nos descendants auront
à soigner ; ce sera plus sûr.

Et l'on arrive à ce fait, par l'application de l'hygiène, la plus
importante partie de la médecine, celle qui peut le plus facilement être comprise par tout le monde.

L'hygiène, voilà le grand, le véritable but de la médecine.

Quand une maladie est déclarée, c'est toujours une grosse
affaire que de la guérir. Les chances les plus heureuses laissent encore des craintes de malheur. Il est donc bien mieux
d'éviter autant que possible d'être malade.

Eh bien ! puisque la philosophie et surtout la philosophie
positive nous enseigne de bien voir et de bien comprendre
tout ce qui nous entoure avant de passer à l'examen des choses éloignées, suivons ses conseils, occupons-nous des questions simples et attendons pour nous lancer dans les théories.
La division du travail est une bonne opération dans la pratique
des entreprises humaines, on peut faire de même en médecine.

Voici comment : Lorsque l'étudiant a conquis son titre de
docteur, deux carrières s'ouvrent devant lui : 1° La continuation des études, l'enseignement, les recherches physiologiques
ou anatomiques ; 2° la clientèle.

8

Il n'est guère possible de poursuivre ces deux carrières à la fois.

Il faut donc se décider. C'est à ce moment que se fait la division du travail intellectuel, dans l'intérêt du progrès médical.

Les uns doivent s'occuper des recherches des sciences pures, sans les appliquer. Il n'est pas nécessaire que les savants soient nombreux, quelques-uns suffisent à la tâche. Il est surtout important que les instruments de travail soient multiples, que les laboratoires soient bien montés, les amphithéâtres bien tenus.

C'est parce qu'il faut un nombre considérable d'outils matériels, très coûteux souvent, que je crois que l'on doit diminuer le nombre des personnes occupées à s'en servir.

La grande majorité doit donc se livrer à la pratique. Son rôle spécial est l'étude des causes des maladies et surtout doit être la popularisation des règles prophylactiques.

Je n'hésite pas à dire que le médecin devrait, en ce qui concerne l'hygiène, ne pas craindre de prendre un rôle actif, public, social; il doit, dans toutes les questions qui sont du ressort de son art intervenir nettement; il est de son devoir de répandre les préceptes reconnus vrais, d'instruire les populations sans avoir peur de sortir de ses attributions.

Sa considération ne pourra que gagner en agissant ainsi, puisque ses efforts auront pour effet de chercher à réduire autant que possible les maladies, c'est-à-dire diminuer les chances de bénéfice pécuniaire.

Mais, outre ces devoirs impérieux, il en est de plus stricts encore; c'est de faire de la médecine pratique la meilleure possible. C'est, par conséquent, d'appliquer avec le plus de méthode, de jugement et d'art, les préceptes reçus dans les écoles ou étudiés dans les livres.

Naturellement pour le faire il faut, quoique l'on fasse, se créer une sorte de doctrine, quelquefois inconsciente, mais toujours à peu près formée; il n'est pas admissible que l'on applique au hasard les remèdes que l'on a entendu préconiser; ce serait par trop commode et triste, autant alors ne pas être médecin.

On a donc, quand on se livre à l'application de la médecine, l'impérieuse nécessité de réfléchir sur ce que l'on a appris et sur ce que l'on va faire.

On s'aperçoit en pratiquant qu'il y a loin de la lettre à la pratique, et que la maladie parfaitement décrite dans un livre estimé n'est pas la maladie que l'on a sous les yeux.

Comme il n'existe pas de chaires de doctrines il faut bien s'en former une, vaille que vaille.

Ce que j'ai tenté peut être essayé utilement par d'autres médecins; non pas que je prétende que ma manière de voir soit la meilleure, mais c'est dans le but d'inspirer à mes confrères l'idée d'agir de même, le résultat sera peut-être d'amener la création d'une doctrine nouvelle.

C'est le résumé de mes opinions qui constitue la seconde partie de ce travail, sous ce titre : *Réflexions sur la Pathologie générale.*

SECONDE PARTIE.

PATHOLOGIE GÉNÉRALE.

La médecine se compose de deux parties essentielles : l'une dogmatique et scientifique, *c'est la science médicale ;* l'autre pratique, *c'est l'art médical* ou application des règles fournies par la science.

L'objet de celle-ci est la détermination aussi exacte que possible de tout ce qui se rapporte à la connaissance des maux qui affligent l'humanité. Mais si le but absolu de la médecine est la connaissance de l'homme malade, elle ne doit pas ignorer ce qu'est l'homme bien portant ; sans cela pas de comparaison, de jugement. D'où il suit que l'étude de l'anatomie et de la physiologie doit précéder celle de la médecine. La botanique, la chimie, la physique sont utiles en raison des éclaircissements que ces sciences fournissent sur certains phénomènes, et des ressources thérapeutiques qu'elles offrent.

Mais parmi les sciences préparatoires les plus importantes, il y a l'étude de la philosophie, de sérieuses préparations littéraires.

Ainsi donc la science médicale comprend plusieurs éléments : les uns sont des préliminaires indispensables, les autres constituent la médecine proprement dite, ce sont : l'hygiène, la pathologie, la thérapeutique.

L'hygiène est la partie importante, fondamentale de la médecine, car les conseils qu'elle donne, les lois qu'elle reconnaît ont dans leur application un caractère d'universalité. La curation de la maladie s'exerce dans une sphère moins vaste. La première est une science humanitaire, l'autre est individuelle : l'une s'efforce de réparer, l'autre prévient le mal.

La méthode à suivre pour l'étude doit être positive, mais non exclusive. Si l'observation directe est la base de la science, il ne faut pas rejeter la spéculation. Observer les faits, les compter sans les commenter, c'est les rendre vains. C'est méconnaître l'esprit humain que vouloir lui défendre l'interprétation des phénomènes contingents. L'esprit le plus sérieux mêle presque toujours un peu d'hypothèses à ses déductions les plus sévères. Le raisonnement seul illumine les aperçus.

Dans beaucoup de discussions, médicales ou non, on débite de fort beaux discours dans lesquels apparaissent souvent les noms de Descartes et de Bacon ; puis les mots de : Méthode numérique, statistique, etc. Pour beaucoup d'orateurs la conclusion est que la médecine est aujourd'hui en possession de ses vrais procédés, qu'elle ne peut plus errer, pourvu qu'elle ne sorte pas de l'expérience pure, de l'observation simple.

Sans méconnaître la grande et légitime influence de Bacon et Descartes sur la marche des sciences, je ne vois pas qu'il faille être plus esclave de l'observation que ces grands hommes ne l'étaient. Ce n'est pas Descartes qui refuse un libre cours à son imagination. De tout temps l'esprit humain a procédé de la même manière ; Hippocrate et Aristote raisonnaient avec une rigueur aussi sincère que la nôtre ; il est vrai qu'ils faisaient de l'analyse et de la synthèse, comme M. Jourdain de la prose, sans le savoir, mais ils ne se fourvoyaient guère. Le développement régulier des sciences s'est fait malgré ou avec les formules ; les conquêtes successives aidaient aux découvertes nouvelles, les facilitaient en déblayant les terrains parcourus.

Il en est des méthodes comme des systèmes ; les belligérants agissent et pensent à peu près de la même manière. On observe de part et d'autre des faits ; les uns font un peu plus d'analyse, les autres de synthèse, en somme parfois beaucoup de bruit pour rien.

L'expérimentation est une belle chose, mais elle peut tromper aussi, et l'expérience ne se compose que de raisonnements.

Ce n'est pas moi qui dis cela le premier.

Dans la pratique, le médecin ne peut procéder à coup sûr, il ne peut agir souvent que par analogie. Les déductions sont toujours spéculatives.

Le bon raisonnement et le bon sens font le bon médecin ; un peu d'imagination ne nuit pas surtout pour saisir les rapports fugaces souvent très importants en pratique. Trousseau prétendait qu'un médecin véritable doit être artiste.

QU'EST-CE QUE LA MALADIE ?

Qu'on le veuille ou non, quand on cherche à exprimer une opinion sur un sujet il est indispensable de remonter toujours au commencement, comme Petit-Jean. C'est pourquoi je débute par cette locution : Qu'est-ce qu'une maladie ?

J'écris ces mots : Qu'est-ce que la maladie ? sous forme interrogative, moins pour résoudre une question que pour entrer en matière.

Ce problème, au point de vue de la définition, offre des difficultés presque insurmontables, rien ne dit mieux que l'expression vulgaire : La maladie est le contraire de la santé.

Comme la santé est relative, il s'ensuit que la maladie l'est aussi. C'est le patient qui, dans beaucoup de cas, peut affirmer qu'il y a maladie.

Si l'on ne peut définir le mot, il ne faut pas trop gémir de cette lacune descriptive. La médecine peut sans inconvénient s'occuper des maladies, comme la géométrie s'occupe des surfaces sans pouvoir définir les axiomes.

La santé pour l'être vivant résulte de l'harmonie de toutes les fonctions, dans l'équilibre complet entre les dépenses et les éléments de réparation.

Tout ce qui trouble cette harmonie détermine des manifestations dans les phénomènes organiques qui sont plus ou moins compatibles avec une forme de vitalité.

Une balance déviée par une simple secousse revient vite à l'équilibre.

Si la secousse est plus forte, il y a des oscillations prolongées et retour tardif au repos. Si l'effort est puissant, la balance ne fonctionne plus. C'est l'image parfaite des influences morbides sur l'organisme.

Un ébranlement léger dévie pour un court instant les phénomènes vitaux ; c'est un état intermédiaire qui n'est ni la santé ni la maladie. c'est le *malaise*. La secousse plus forte est la *maladie*, avec toutes ses péripéties. Le choc énergique est la cessation des fonctions : la *mort*.

On comprend donc que dès qu'il y a la moindre perturbation dans la modalité d'une fonction ou d'un tissu, il y a *imminence morbide*.

L'ennui, en persistant quelques jours, rend lourd, diminue l'appétit ; le corps est soumis à une gêne véritable, voilà le *malaise*. Mais si c'est une passion triste qui s'empare de l'esprit, le système nerveux se pervertit, change de rapports avec les autres systèmes, c'est l'imminence morbide.

Une sécrétion modifiée, activée ou entravée par n'importe quelle cause, apporte une modification dans les conditions normales des sécréteurs, il y a maladie.

Un exemple plus simple : Un coup sur une partie du corps modifie les rapports des tissus ; si le changement est trop considérable pour être réparé par l'élasticité naturelle, il se passe alors dans les tissus des phénomènes nouveaux. Les fonctions de nutrition de cette partie se pervertissent, il en résulte un travail particulier qui détermine chez un homme sain une tumeur bénigne, un kyste, un phlegmon. Ce même accident peut faire apparaître chez un sujet indisposé une affection maligne, un cancer, etc. C'est le choc local qui a décidé tous ces mouvements interstitiels. La nature qui n'est ni bonne ni mauvaise a continué à remplir son rôle.

On entend souvent lancer en forme d'axiome cette expression : La *nature médicatrice*. Mais vite un aphorisme vient contredire cette prétendue vérité première : « *Non solum prodest, set etiam nocet, natura.* » Ces deux sentences sont des naïvetés qui, comme tous les proverbes, se répètent d'âge en âge, sans acquérir avec le temps les vérités qu'elles n'exprimaient pas à leur naissance.

Ce qu'on appelle la nature est indifférente, elle obéit à des lois fatales, le résultat est fatal aussi. Quand les éléments sont normaux, le développement de l'organisme est normal aussi. Quand les éléments sont modifiés, l'organisme est modifié d'une façon plus ou moins fâcheuse. La nature n'a ni *erreurs*, ni *caprices*, ni *vertus*.

La sentence hippocratique, la puissance de l'archée, le principe vital de Barthez sont d'heureuses expressions littéraires pour voiler une véritable ignorance des causes premières.

Les graves obéissent aux lois de la pesanteur dont un obstacle peut gêner les mouvements réguliers ; mais la pesanteur agit toujours et sur l'objet mu et sur l'objet arrêté. On ne s'est jamais avisé de dire les erreurs de la pesanteur. On ne doit pas plus célébrer les bienfaits de la nature que la rendre responsable des terminaisons fâcheuses des maladies.

Les fonctions vitales s'exécutent dans des circonstances données en raison de *lois fixes*. Les circonstances étant modifiées, les résultats sont changés, mais les lois persistent invariables.

Plusieurs corps se combinent pour en former un nouveau ;

modifiez les composants, vous aurez un autre composé ; les lois chimiques sont restées immuables.

Les maladies sont des combinaisons produites par des modifications dans les tissus, les humeurs, ou par la présence dans l'organisme d'éléments étrangers.

Jetez une pierre dans un ruisseau, que se passe-t-il ? Trois phénomènes sont possibles : La pierre arrête l'eau, et celle-ci est obligée de se répandre ailleurs en détruisant les lieux voisins, ou la pierre et l'eau s'accomodent entre elles, rien ne décèle l'obstacle si ce n'est un léger remous, ou la pierre est entraînée et l'eau suit sa pente naturelle. C'est l'image des lois de la vie. La maladie est la pierre obstacle, les lois persistent toujours ; alors il y a : ou déplacement violent des fonctions, la mort, ou accomodement avec la vie, c'est l'*infirmité ;* ou les lois entraînent l'obstacle dans leur jeu régulier, il y a retour à la santé, *guérison.*

Dans aucun de ces cas les lois ne changent ; le travail de composition et de recomposition physiologique se poursuit toujours.

Quand une maladie se déclare, chaque médecin peut encore, à l'époque actuelle où les lois vitales ne sont pas absolument connues, se faire une idée sur le mode de formation de cette maladie. Il peut se rallier aux théories anciennes ou se conformer aux idées nouvelles qui voient des modifications chimiques et physiologiques dans le travail morbide. Mais cette question est purement théorique, bonne pour la satisfaction de l'esprit. L'important, après avoir cherché à se former une conception acceptable de ce qu'est une maladie, est de bien en étudier les causes.

ÉTIOLOGIE.

La cause de la maladie est le point de départ, et dans nombre de circonstances, la base du jugement ultérieur. Étiologie et traitement sont les deux termes extrêmes de la science médicale. Entre ces deux termes se trouvent classés tous les chapitres de la nosologie humaine.

Mais pour traverser cette série de connaissances, il faut du temps, de la prudence, et ne pas oublier surtout de se rendre compte de la valeur des mots. Si les mots étaient bien définis, la science serait bientôt faite ; malheureusement il n'en est rien encore, puisque les problèmes ne sont pas résolus.

Mais il est nécessaire, indispensable que chacun se rende bien compte des définitions qu'il accepte, des termes qu'il emploie. En faisant ce travail personnel, il me semble qu'on simplifie bien des difficultés, que l'on comprend mieux la médecine.

Autrefois, j'attachais une extrême importance à la connaissance de la cause, et je conserve encore cette opinion pour nombre de phénomènes actifs, certaines influences morbides fixes ; je me rappelais trop l'aphorisme : *Sublatâ causâ, tollitur effectus*, aphorisme spécieux pour lequel j'ai brisé des lances ; mais la pratique, le temps aidant, je suis revenu à des assertions moins affirmatives, car ce n'est pas une vérité générale que dire : la cause enlevée, la guérison a lieu. C'est plutôt là l'expression de l'exception. La cause souvent est enlevée, mais les conséquences, c'est-à-dire les maladies, persistent.

Tout ce qui peut produire un effet étant cause, il s'ensuit que tout ce qui est du domaine de l'hygiène est cause. Par conséquent, avant d'étudier la valeur pratique des causes, le médecin doit connaître la science qui s'occupe des phénomènes internes et externes avec l'homme, c'est-à-dire l'hygiène.

On peut, pour son usage personnel, résumer sous des formes concises plus ou moins aphoristiques, les données générales de l'hygiène, exemple :

Aphorisme 1. L'homme n'a pas apporté en naissant le germe
des maux qui affligent l'humanité, il n'avait à sa création ni la
variole, ni la syphilis.

Aphorisme 2. Si les maladies n'étaient pas en germe dans
le premier homme, elles se sont successivement développées
avec l'espèce humaine. D'où, comme corollaire, si elles sont
nées dans la succession des temps, il peut en naître de nos
jours qui n'avaient pas été vues. De même puisqu'elles peuvent naître, elles peuvent disparaître.

Quelle que soit la multiplicité des causes, celles-ci peuvent
être ramenées à trois groupes distincts, par suite de leur
mode d'action sur l'organisme. Les effets sont ou physiques ou chimiques. Mais à l'époque actuelle, il est encore
nécessaire de conserver le troisième groupe qui sera formé
par les causes psychiques. On ne peut encore affirmer la
nature intime des relations entre les phénomènes intellectuels et passionnels avec l'organisme. Plus tard on pourra
peut-être le savoir, mais actuellement nous avons les trois
groupes suivants :

1º Causes agissant physiquement sur l'organisme ;

2º Causes agissant chimiquement ;

3º Causes psychiques encore inconnues dans leur nature.

Les causes physiques impressionnent l'organisme, et ce
sont les réactions de celui-ci qui décident des troubles fonctionnels. L'organisme seul, une fois l'impulsion donnée, fait
tous les frais de la maladie. Rien d'étranger : ainsi le froid,
ainsi un choc.

Les causes chimiques troublent l'organisme en introduisant
dans les organes une substance étrangère qui modifie les rapports de composition entre les constituants du corps. La maladie est déterminée par deux éléments : 1º La présence du

corps étranger ; 2° les réactions physiologiques déterminées par son introduction. Ainsi les miasmes, les virus, etc.

Les causes psychiques altèrent l'économie en modifiant les rapports entre les composés organiques fonctionnels et leurs forces actives. Aucune influence étrangère n'est intervenue. Tout se passe dans l'individu. Mais le pourquoi n'est pas encore connu, excepté l'influence cérébrale.

Ces divisions des causes étant données, j'ajouterai, en forme de troisième aphorisme, ceci :

Le résultat des causes ou actions morbides en activité sur l'homme, soit chimique, physique ou psychique, c'est-à-dire les maladies en un mot sont nées par la faute des hommes, individus ou peuples.

Il est bon de donner quelques preuves à l'appui de cette proposition.

L'homme est maître de sa destinée, il se la fait bonne ou mauvaise. La nature entière est à sa disposition ; dans le monde extérieur il trouve tous les éléments utiles au développement de son activité, à la réalisation de ses besoins ; en lui-même, le complément intellectuel de son individualité. Il n'a qu'à chercher, vouloir, il trouvera.

Il eût été naturel de penser que, placé dans ce milieu terrestre, nu et faible, l'homme eût dû chercher à connaître ce milieu, voir ce qu'il devait en craindre ou en espérer.

Il n'en a pas été ainsi ; l'évolution de l'espèce humaine à travers les âges ne s'est pas faite avec l'intelligence que réclamait une pareille tâche. En se multipliant et se dispersant sur la terre, les peuples ont plus écouté les intérêts de leurs passions, de leur puissance, la voix de la politique, que demandé des conseils à leur raison pour se perfectionner physiquement et moralement, pour développer leur prospérité sanitaire.

Les gouvernements comprendront-ils bientôt que la préservation de la santé des masses a une importance réelle ?

Il est vrai que malgré tout, l'humanité sera toujours sous la menace de maux imminents; l'hygiène la mieux entendue sera impuissante à les détourner tous, mais elle doit s'attacher à les réduire à leur minimum. Il ne devrait y avoir en ce monde que ce que l'on peut appeler les *maladies imméritées*, les accidents par exemple.

Les nécessités de la vie matérielle, le développement plus ou moins légitime des passions et des sentiments de l'homme, amènent nécessairement le déploiement successif de besoins nouveaux, moraux ou politiques qui, dans les faits, se traduisent par des établissements industriels, des fondations de villes, les conquêtes du commerce ou de la guerre.

L'apparition de tout cela doit certainement déterminer des perturbations sérieuses dans la vie humaine. Chaque fois que des passions agitent les individus ou les masses, des malheurs arrivent. Le rôle de l'hygiène est de multiplier les améliorations compensatrices. Elle doit, par ses conseils répétés, remettre l'humanité dans la bonne voie.

Les négligences privées, les fautes personnelles agissent dans une sphère en apparence restreinte, mais elles arrivent à des proportions générales par leur multiplication. Les erreurs, les oublis des peuples décident des désastres universels.

Que sont ces influences pernicieuses dont les manifestations terribles s'appellent fièvre paludéenne, typhus, choléra, etc. Évidemment des productions créées par les guerres, ou par la négligence ou l'incurie des populations, méconnaissant le sol ou l'infectant.

Les nations surtout les plus civilisées qui devraient s'entendre pour conduire l'humanité vers le bien, paient par des milliers de morts annuelles la faute de cette négligence coupable.

D'où viennent la peste, le choléra, la fièvre jaune?

Des deltas du Nil, du Gange, du Mississipi, etc., que des

populations insoucieuses et grossières infectent de leurs détritus.

L'hygiène a des préceptes rigoureux qu'il n'est pas permis de dédaigner; elle ne pardonne aucune infraction à ses lois, que le coupable soit un individu ou un peuple. Et dans tous les cas, la maladie peut être regardée comme la constatation sur l'homme de la faute commise par l'individu ou le peuple. C'est surtout en pathologie que les fautes des pères sont poursuivies jusqu'à la cinquième génération.

On a parlé, il y a quelques années, de congrès sanitaires institués surtout pour chercher les moyens de lutter contre le choléra. Cette idée d'une réunion internationale est excellente, mais il faut qu'elle soit efficace et sérieuse. Ce n'est pas à surveiller les pèlerins de la Mecque que doit se borner une réunion scientifique européenne. Elle doit proposer les moyens les plus pratiques, les meilleurs jusqu'alors connus, pour résoudre les questions pendantes. Il faut montrer aux populations la voie à suivre, les stimuler, faire un appel énergique à la raison humaine. Il est urgent que les peuples arrivés s'occupent des peuplades arriérées, les éclairent, les protégent malgré elles s'il le faut. Il est nécessaire de surveiller ce qui se passe sur les bords du Gange, comme sur la route de la Mecque.

Malheureusement, ce que nous venons de voir en ces tristes années ne permet pas de brillantes espérances. Combien de siècles faudra-t-il encore pour que l'humanité sorte de l'âge de la barbarie.

M. Champoullion, à propos d'un article sur le choléra, semble regarder le projet de canalisation du Gange comme une utopie. Bien des hommes, dit-il, succomberont à ce travail. Oui, mais si l'on comptait les hécatombes humaines dans le passé, sans préjudice de ce que l'avenir réserve, quel chiffre éloquent et terrible ! Puis, sans canaliser, il suffirait peut-être de prendre des mesures pour que les sectateurs de la Jagernauk se privassent d'empester le fleuve sacré de leurs restes mortels. De même que l'on inviterait les Musulmans pieux à faire leurs prières chez eux, sans aller mourir de faim à la Mecque.

Ces questions utilitaires rapporteraient plus aux humains qu'une guerre brutale ne donne de gloire au vainqueur, et sans tuer personne.

Et puis faut-il, sous prétexte de difficultés à vaincre, rester à croupir dans les bourbiers et les infections ? Un doute semblable paraît timide, surtout formulé par un professeur d'hygiène.

On dit que la vertu obtient toujours sa récompense; cette vérité est absolue pour les vertus hygiéniques.

A mesure qu'un individu accroît son intelligence ou sa richesse il améliore son logis, son vêtement, sa nourriture. L'application des règles d'hygiène les plus simples procurent immédiatement, à ceux qui les mettent en pratique, une satisfaction réelle, un bien-être relatif supérieur, une santé meilleure.

La pauvreté ne doit pas être un obstacle à l'emploie de ces mesures; si le pauvre ne peut se donner des vêtements de luxe, une belle maison, il peut avoir des habits propres, une chambre aérée; il n'en coûte pas plus d'avoir un vêtement décent, un logement blanchi que des haillons et un taudis.

L'incurie des masses pour toutes ces questions vient souvent du défaut de développement intellectuel; ce qui fait le plus d'obstacle aux améliorations sanitaires, ce n'est pas la dépense, c'est la bêtise et le vice; la crapule en est la conséquence.

L'éducation de l'école primaire, voilà la première étape pour arriver aux notions hygiéniques. Il faut donc, à mesure que l'on instruit les populations, répandre parmi elles des livres simples qui leur montrent en termes clairs, non recherchés, ce qu'ils ont à faire dans l'intérêt bien entendu de leur santé. Il ne faut pas perdre de temps à critiquer leurs passions et leurs vices, mais s'adresser à leurs intérêts seuls, à leur intelligence. C'est par ces moyens que l'on arrivera à rendre les populations de plus en plus belles et vaillantes.

Déjà, malgré le peu de dispersion de l'instruction, par le seul fait du développement des richesses, le bien-être général a augmenté, les races se sont améliorées, la vie humaine a gagné en durée, les famines et le scorbut des siècles antérieurs sont maintenant inconnus.

Ces exemples frappants montrent ce que l'on est en droit d'espérer quand les nations voudront bien s'associer pour faire disparaître les fléaux qui nous frappent encore. Le vingtième siècle verra-t-il se réaliser de si belles espérances? nos descendants pourront-ils se réjouir d'avoir fait mieux que nous? Évidemment ce progrès se réalisera, malgré les obstacles, les résistances; les peuples comprendront leurs intérêts, et quand ils auront compris, ils marcheront résolument vers le but. Mais quand?

En attendant ces temps heureux, et pour qu'ils arrivent le plus tôt possible, répétons que, lorsque la maladie naît, c'est que l'homme a faibli vis-à-vis de lui-même, ou que ses semblables lui ont fait défaut, ou enfin qu'il a méconnu ou négligé le sol.

Aphorisme 4. Les mêmes causes produisent des effets différents, et les mêmes effets sont produits par des causes différentes. Cela dépend de la disposition du sujet. Ce phénomène se produit surtout dans l'ordre des causes physiques.

Quelle que soit la multiplicité des causes, elles ne peuvent agir que dans des circonstances déterminées, très variables elles-mêmes; ces circonstances dépendent du monde extérieur et de la force de résistance du sujet. On peut résumer ce qui tient à ce titre en disant que la cause agit en raison de sa dose, de sa puissance, de son étendue; que l'homme est influencé en raison du temps où il est soumis à la cause.

Les individus soumis et restant soumis aux mêmes influences, les maladies apparaissent et se reproduisent avec les mêmes caractères.

Ce que nous venons de dire de la cause ne nous donne pas son mode d'action absolu. A notre époque on ne peut pas toujours affirmer comment une cause agit sur l'organisme. Nos opinions probables maintenant peuvent être révisées. Les découvertes chimiques, microscopiques et physiologiques renversent chaque jour des assertions qui paraissaient solidement établies sur des faits, et nous serons encore longtemps peut-être à ignorer ce que sont les virus, les miasmes, malgré les expériences journalières, souvent contradictoires il est vrai.

De nos jours on ne peut souvent que répondre à propos de la nature des causes et de leurs effets, qu'à la façon du malade imaginaire : Parce que? Cette réponse d'Argan n'était pas si risible que Molière voulait le faire croire au public, car Argan disait ce qui se répète encore tous les jours quand on ne veut pas avancer des hypothèses.

Mais il suffit de connaître les causes efficientes. Les sciences et les méthodes d'expérimentations nouvelles donneront très souvent de bonnes raisons des phénomèmes, mais pas toujours absolument vraies. Il arrivera pour la chimie et le microscope ce qui s'est passé pour l'anatomie pathologique dans les premières années du siècle. Un moment on crut être arrivé aux dernières limites de l'art; en présence des lésions pathologiques on croyait pouvoir dire ce qu'était la maladie. Depuis, on s'est aperçu que l'on ne possédait pas encore la vérité absolue. Il fallut marcher, l'horizon grandit à mesure que l'on s'avance, et toujours il reste à découvrir.

Que le chimiste dise : L'introduction dans l'économie de telle substance amène telle combinaison; dans telle maladie il y a tel principe augmenté ou diminué. C'est bien. Que le microscope nous affirme la modification et la transformation de la molécule dans certaines circonstances, rien de mieux; chimistes et microscopes rendent de grands services. Ils recu-

lent les limites de nos connaissances, précisent le diagnostic,
dégagent la science des croyances erronées; mais la question
de fond n'est pas résolue. Pour donner un exemple :

On prétend que la pustule maligne est due à la présence
des bactéries; cette cause connue on doit, suppose-t-on, facilement prévenir la pustule en détruisant ces bactéries, ou
même en les empêchant de naître. Mais si par la négligence
des soins hygiéniques la maladie se déclare, alors le médecin
doit intervenir avec les mêmes incertitudes, les mêmes difficultés que par le passé, malgré cette utile découverte due aux
sciences accessoires.

Il faut donc, puisque nous ne pouvons arriver à la connaissance des causes premières et que nous sommes souvent
impuissants quand nous avons à combattre leurs effets, il faut
donc nous consoler de notre ignorance et chercher des artifi-
ces qui nous permettent de tourner les difficultés que nous ne
pouvons surmonter de front.

Personne ne peut aujourd'hui prétendre que l'on ne puisse
faire disparaître les causes de la plupart des maladies. Si cette
conviction n'existait pas, l'hygiène serait une science vaine,
sans avenir. Tandis que nous sommes instinctivement con-
vaincus de son importance, et nous devons répéter toujours :
faisons de l'hygiène, de la bonne hygiène.

Ces réflexions sur la valeur et l'origine des causes ne sont
pas dénuées de raison; il est important de bien définir la
valeur des mots et des termes que l'on emploie. De cette
manière on évite une foule de discussions qui n'ont pour point
de départ qu'une erreur de définition. C'est pour ce motif que
je continue le développement de mes déductions pour exposer
comment je me rends compte de certains faits médicaux.

Un aperçu maintenant des circonstances les plus propices
au développement des effets produits par les causes extérieures.

Quand l'individu est soumis à certaines influences persistantes, la maladie persiste ou tout au moins se répète. Il y a

lieu de croire que dans ces conditions l'économie prend une certaine manière d'être.

Qu'un homme reste soumis aux effluves palustres ou qu'il obéisse aux passions alcooliques, cet homme ne sera plus dans les mêmes conditions constitutionnelles que celles existantes avant les effets de ces causes. Il est modifié physiologiquement en quelque chose. Les fonctions seront ou perverties ou affaiblies, les élaborations vivantes seront plus ou moins mal faites.

Si cet individu procrée, le fruit de la procréation sera dans des conditions peu favorables à un bon développement ultérieur. Il sera faible, accessible aux causes de désordre. Cet être nouveau sera par sa naissance *prédisposé* à subir facilement les actions morbides.

S'il reste dans le même milieu, ou a les mêmes vices que son père, le fruit qu'à son tour il pourra mettre au monde sera dans de plus fâcheuses conditions encore ; le degré de prédisposition sera augmenté, et de père en fils on arrivera à des produits représentant tous les défauts des ascendants, aux maladies héréditaires, à l'hérédité morbide. La transmission héréditaire, arrivée à cette puissance, amène la *diathèse*.

Entre la *prédisposition* et la *diathèse* il y a cette différence : Le sujet prédisposé est un sujet affaibli qui subit avec la plus grande facilité toutes les mauvaises influences, il contracte indifféremment toutes les maladies. Le sujet diathésique contracte une seule maladie, sous les influences les plus diverses.

Le tempérament se rattache à cette question. Il n'y a que trois tempéraments : le sanguin, le nerveux, le lymphatique.

Il ne peut en exister d'autres ; cette division repose sur la seule existence des trois grandes circulations de l'économie nerveuse, sanguine, lymphatique ; — c'est à la combinaison primaire de ces systèmes que l'on donne le nom de tempérament ; c'est par la prédominance de l'un d'eux que l'on désigne le type.

M. Salleron a dit, avec une grande justesse, qu'il était extrèmement difficile d'apprécier la réalité d'un tempérament.

Les modifications perpétuelles de la nutrition, de la vie, rendent cette affirmation délicate. Au point de vue pratique, la connaissance de ce tempérament n'a aucune importance. Les confidences que le tempérament peut faire, se retrouvent avec plus d'accentuation dans l'étude de la constitution. La *constitution* est la combinaison des systèmes généraux modifiés par l'hérédité, la nutrition, les circonstances hygiéniques ; c'est l'individu essentiellement médical.

La constitution, qui est le terrain sur lequel se développent les maladies, est donc aussi sous la dépendance de la volonté humaine ; car il dépend de l'homme de transformer sa constitution, de la détruire par ses passions ou de la perfectionner par son intelligence. Il est donc le maître absolu de presque toutes les maladies ; puisqu'il peut commander aux causes extérieures et diriger le développement de son être.

L'hydiosincrasie est un mode spécial, une particularité, c'est la spécialité d'un organe à exagérer une fonction.

On peut résumer tout ce que je viens de dire en ces mots : l'homme est le maître du monde, il est le maître de sa destinée. Il peut donc faire disparaître du monde extérieur tout ce qui peut nuire à son intérêt ; il peut s'arranger de manière à prémunir sa santé contre les maux extérieurs ; de plus il est maître de sa personne, qu'il peut à sa guise fortifier contre les actions désastreuses qui dépendent de son mode de comprendre son existence ou de l'exercice mal dirigé de ses passions. En un mot, l'homme peut éviter les maladies.

J'aborde les questions d'hygiène générale, qui sont le point de départ des discussions les plus irritantes. Et ces disputes, à mon avis, ne proviennent que du défaut de précision dans les définitions.

Au point de vue hygiénique on a l'habitude de ranger les maladies sous trois chefs principaux : les maladies sporadiques, endémiques et épidémiques.

MALADIES SPORADIQUES.

Je me bornerai à quelques mots à propos des maladies *sporadiques*, qui sont des affections isolées sans tendance à la multiplication.

Seulement, pour être fidèle à ma manière de voir, je dirai que les maladies sporadiques, en dehors des accidents imprévus, que j'appelle immérités, sont toutes dues à des influences développées par l'hygiène privée. C'est l'individu qui, par sa profession, sa manière de vivre, crée les éléments morbides. Il dépend de lui seul de se prémunir contre les affections de cette catégorie. On entendait toujours le vieux Caton finir ses harangues par ces mots : *Delenda Carthago?* Par imitation scolaire, je finirais volontiers tous mes chapitres par ces mots : Donc il faut faire de l'hygiène. Répandons l'étude de l'hygiène.

Cependant on entend souvent prononcer ces mots associés : variole sporadique, choléra sporadique. Rapprochement de mots qui réveille des idées contradictoires.

Évidemment la langue française est pauvre, il faut cependant se faire comprendre comme l'on peut. Je désirerais voir repousser du langage scientifique ces expressions. Si au moins on ne faisait pas d'élision et que l'on dise : variole à l'état sporadique, choléra à l'état sporadique, ce serait la même idée, mais au moins il y aurait une moins grande confusion. Il serait meilleur de dire : variole isolée, choléra isolé. Ce n'est pas une discussion grammaticale prétentieuse que je fais ici; Non. Mais chacun sait l'influence des mots et des dénominations sur les idées de tous, quelle déplorable confusion s'en suit. C'est pour cela que je voudrais rejeter toute liaison vicieuse du langage médical.

ENDÉMIES.

Les termes endémies et maladies endémiques sont très compréhensibles, très réguliers, il n'y a pas d'hésitation. Quand on dit maladie endémique, l'esprit conçoit de suite une maladie habituelle à un lieu, et dans les rapports de cause à effet avec ce lieu; de plus ce mot implique l'idée de fréquence dans les cas et de persistance dans la durée.

Ici se trouve l'occasion naturelle de répéter mon axiome. « Les endémies sont la conséquence de la négligence des hommes méconnaissant le sol ou insoucieux, etc. » En effet, les causes des endémies sont les preuves de la permanence des principes morbides. Ce sont des invitations manifestes et puissantes qui doivent exciter les populations victimes à fuir ou modifier les pays qu'elles habitent. Quand on reste dans les localités pernicieuses sans les transformer, on sait ce que l'on fait, il ne faut pas venir importuner le médecin pour être guéri, ni récriminer contre lui s'il ne guérit pas, car on ne guérit pas réellement les maladies endémiques lorsque l'on reste sur les lieux empestés.

ÉPIDÉMIES.

La définition du mot épidémie est très simple, très nette. On ne s'embrouille quelquefois que lorsque l'on veut trop définir, comme il a pu m'arriver, peut-être à moi, à propos du mot choléra sporadique.

On a tellement abusé de ce mot, tellement multiplié les divisions, élargi les cadres, que toutes les maladies sont venues s'y classer. Non seulement on a déclaré épidémiques les maladies saisonnières, mais les sporadiques.

C'est contre ce que je crois l'abus des interprétations que je veux présenter quelques observations.

Les mots disent ce qu'on veut leur faire dire; il serait cependant nécessaire et utile que certains mots généraux de médecine fussent entendus de la même manière par tous, d'autant qu'il n'est pas nécessaire de modifier les idées qu'ils expriment. Il serait bon que sur certains termes il y eut entente, sinon forcée, du moins consentie. La science y gagnerait et les profanes auraient moins beau jeu à reprocher aux médecins de ne pas s'entendre entre eux.

Le mot épidémic me paraît trop élastique et trop vague; en le prenant dans son sens absolu, on arrive à d'étranges confusions. Je crois que l'on pourrait restreindre sa signification et le maintenir dans les termes que lui prêtent quelques médecins et l'opinion publique instinctive. Je réserverai le mot épidémie et les noms *maladies épidémiques* aux affections imprévues dues à des causes spéciales qui se manifestent en dehors des lois ordinaires.

Dès lors cette définition me force de refuser le nom d'épidémie aux maladies saisonnières, quel que soit le nombre des victimes. Chaque saison de l'année a ses transformations météorologiques régulières et normales, qui réagissent sur l'économie humaine. Aux mêmes saisons correspondent invariablement les mêmes effets morbides en plus ou en moins.

Il n'y a rien d'imprévu dans cette apparition; les choses suivent leur marche habituelle. Je vois, par exemple, pendant l'hiver, un plus grand nombre de bronchites, pneumonies aiguës. Mais les influences hivernales, le froid, les variations de température n'ont rien d'inattendu, d'étonnant. Les nécessités sociales ou les préoccupations personnelles ne constituent pas un génie épidémique, une *influence*.

Par suite, je suis en droit de refuser le nom d'épidémie aux maladies saisonnières, quel que soit le nombre de cas survenus.

Une question plus scabreuse vient à ma pensée: Doit-on

conserver le nom de maladies épidémiques aux affections rubéoliques, varioliques et exanthématiques?

Il est à peu près certain que la cause encore inconnue de la variole, etc., etc., est en permanence dans toutes les localités ou peut y être créée dans des circonstances particulières non moins inconnues dans leur nature. Sans cela on ne pourrait s'expliquer l'apparition isolée de quelques cas, tantôt ici, tantôt là. Cette cause me fera ranger la variole parmi les endémies, si l'on remarque que cette maladie éclate surtout pendant l'hiver.

Les causes de la variole prennent plus d'intensité en raison des conditions particulières dans lesquelles l'homme se place pour résister au froid, on se renferme, on craint d'aérer les logements, on forme dans l'intérieur des familles des foyers intimes de variole, miasmes, virus essentiellement humains, de même qu'en été les effluves palustres sont en pleine activité. Le mode seul de propagation est différent.

A quel genre de maladie faut-il donc conserver le nom d'épidémique? Quand la science sera plus avancée, que l'on sera fixé sur ce qu'est la maladie et ses causes, que l'on ne sera plus surpris par le retour imprévu de quelques-unes, et que les moyens préventifs ne seront plus mis en déroute par l'irruption d'une cause morbide, on pourra appliquer le nom d'épidémie à la maladie quelle qu'elle soit, dont le caractère est la multiplication, abstraction faite de son mode de propagation.

Malheureusement, ces temps sont très éloignés de nous; alors il n'y aura plus, grâce aux progrès de l'hygiène internationale, de ces maladies qui nous effraient aujourd'hui. Comme nous ne sommes que sur la voie des découvertes et des améliorations futures, je ne conserverai le nom d'épidémie qu'aux grands fléaux qui surgissent à l'imprévu, parcourent le monde en le ravageant: j'ai nommé la fièvre jaune, le choléra et la peste si nous l'avions encore.

On peut me reprocher de trop restreindre l'acception de
ce mot, et que ma manière de voir ne repose que sur des conceptions fragiles. Ce mot réveille à notre époque, non seulement parmi les médecins mais surtout parmi les populations,
des idées si graves, si effrayantes, que par cela même je voudrais l'employer le moins possible, et le conserver à ces fléaux
qui ont des caractères nettement tranchés et évidemment
distincts. Cette acception serait essentiellement provisoire.

Nous avons donc :

1° Les maladies sporadiques, dont le caractère est d'être
isolées, de ne pas se propager; elles naissent et s'éteignent
sur le sujet atteint.

2° Les endémiques proviennent d'une cause locale perma-
nente et se multiplient.

Elles peuvent se diviser en deux groupes :

1er groupe. Celles qui ne se communiquent pas.
2e groupe. Celles qui se communiquent.

3° Les épidémies, qui sont le choléra, la fièvre jaune. Elles
se multiplient sans se communiquer.

Le mode de propagation pour les endémies du premier
groupe et les épidémies est l'infection.

Le mode de propagation pour les endémies du second
groupe est la contagion.

Il est bon de s'arrêter sur ces deux acceptions qui sont le
point de départ des plus stériles et irritantes discussions, car
elles renaissent mieux que le Phénix, et les adversaires se
retrouvent toujours en présence, armés l'un et l'autre des
mêmes et invariables arguments. On n'a, pour partager mon
opinion, qu'à parcourir les annales de l'Académie de médecine.

Les contagionistes et anti-contagionistes ont eu leurs trouba-
dours; les arguments des uns et des autres ont eu des fortu-
nes égales et diverses, suivant les époques politiques. Que mes

lecteurs se rappellent ces luttes en définitive très remarquables, surtout au point de vue littéraire. Dans les deux camps on peut citer de brillants orateurs, d'habiles jouteurs.

Ce n'est pas mon but de m'étendre à ce sujet. Cependant il me semble que l'on pourrait s'entendre en mettant de part et d'autre un peu de bonne volonté, et surtout un peu de précision dans la définition des mots, dans leur valeur, tout en réservant l'avenir; car des découvertes ultérieures peuvent modifier des notions que nous devons regarder comme exactes à notre époque.

L'infection est l'action sur l'organisme d'une effluve ou d'un miasme végétal ou végéto-animal; l'air en est le véhicule.

La contagion est le mode de propagation d'une maladie qui se reproduit indéfiniment par le contact immédiat. Cette maladie a pu naître primitivement d'un miasme ou de toute autre cause; une origine humaine ou tout au moins animale est de toute nécessité. L'inoculation est sa seule preuve évidente.

Il s'en suit que quelle que soit la multiplicité des cas, lorsque la maladie ne se reproduit pas par l'inoculation, elle n'est pas contagieuse.

Dans la pratique il est quelquefois très difficile de dire si une maladie est née par infection ou par contagion; ainsi la variole; on peut être variolisé à distance. Ce fait est indéniable. Mais je dis que dès que l'on peut inoculer une maladie, quels que soient ses autres modes de propagation, elle est contagieuse, l'absolue preuve étant l'inoculation. Par suite, dès que cette preuve sans réplique possible fait défaut, on ne peut affirmer la contagion; tous les éléments de discussion pouvant s'appliquer à l'autre mode de propagation d'infection.

Si je tiens à préciser d'une manière aussi affirmative, c'est que sous ces définitions sont contenues des questions d'une importance capitale pour l'humanité.

Il faut bien admettre qu'il y a des causes légitimes de différer d'opinion sur le mode de propagation des maladies, puis-

que l'on ne peut s'entendre à ce sujet. Mais j'avoue que je ne
saisis pas le pourquoi de ces divergences. Est-ce parce que je
suis affirmatif et convaincu, par conséquent peut-être exclusif ?
je dois avouer que c'est sur ce seul sujet médical que j'ai des
idées aussi arrêtées.

Si chacun procédait selon mes désirs, la question des quaran-
taines serait bien vite résolue. Voici comment je la poserais :

Il est un fait capital qui doit décider la question d'une
manière radicale. C'est que l'infection s'éteint par la dissémination, et gagne en vigueur par l'accumulation des malades.

La contagion agit toujours, mais les chances augmentent
avec le nombre des exposés, puisqu'il y a augmentation des
points de contact.

D'où suit dans les deux cas le principe absolu de la dispersion des individus soumis aux chances d'infection ou de contagion. Et dans les cas de contagion isoler seulement les sujets
contaminés.

Pour faire véritablement de la bonne logique, il faudrait
absolument séquestrer du monde les sujets contagionisés, leur
retirer les aides, les médecins, les fourrer, comme au Moyen-
Age, dans des *in pace*. Il faudrait aller trop loin dans cette
voie, sans même suivre absolument les préceptes de la médecine vétérinaire ; il est vrai qu'il est plus facile d'appliquer les
dogmes aux clients de vétérinaires qu'aux nôtres. Une bête
sacrifiée, même à tort, dans l'intérêt général, cela se conçoit ;
on ne peut songer à risquer un sacrifice humain analogue.
Cependant il ne faut pas se faire illusion ; si les idées que l'on
voit poindre viennent à prévaloir, certaines populations igno-
rantes, impressionnables, ne se gèneront pas dans des jours
de panique stupide, pour faire à leur manière de la médecine
préventive. Il suffit de se rappeler les crimes commis pendant
les pestes antiques ; malgré les progrès sociaux, il serait très
facile, dans le but de faire cesser une épidémie, de trouver à
point nommé un malade suspect, déclaré porteur d'onguent,

qui serait sommairement et rapidement expédié dans un monde meilleur.

Ces périls, que l'on peut croire imaginaires, ne doivent pas empêcher de dire la vérité, et d'affirmer la contagion si elle existe ; mais au moins il est permis de demander de ne pas faire d'affirmation sans preuves évidentes.

La question est donc nettement posée ainsi : Les maladies que nous redoutons sont-elles infectieuses ou contagieuses ?

Si elles sont contagieuses, formation d'obstacles insurmontables, séquestration absolue des sujets atteints seuls. Création de lazarets bien clos et bien surveillés.

Si la maladie est infectieuse, dissémination des malades, tout le contraire des lazarets.

C'est se prononcer, me dira-t-on, avec trop de rigueur : les maladies infectieuses elles-mêmes peuvent être arrêtées par certains moyens prophilactiques. Cette observation est juste mais elle confirme ma manière de voir au lieu de la contredire. Ces moyens ne sont pas les lazarets.

Certainement il faut multiplier les moyens d'enrayer la marche des maladies, et appliquer les procédés aux hommes et aux choses. Quand il y a contagion on doit être sévère pour les hommes ; quant aux choses, ce qu'il y a de mieux à faire, c'est de les détruire presque toujours.

Si la maladie est infectieuse : pour les hommes, les soins de propreté et la dissémination. Ces opérations diminuent la dose des miasmes et par conséquent leur activité. Pour les choses, les lavages et l'aération prolongée.

Maintenant, il y a une question dont les contagionistes font bon marché, ou plutôt qu'ils n'ont pas appréciée pour la plupart. C'est qu'il ne suffit pas d'édicter de belles lois dans son cabinet ou d'expédier des ordres impératifs, il faut voir si l'exécution est possible, si elle pourra se faire dans la mesure du bien. Quelques voyages forment mieux l'opinion à ce sujet que de longues méditations sur de vénérables bouquins.

Dans une grande cité, comme Marseille, Toulon, Nantes, etc., on peut construire des lazarets à peu près convenables, établir une assez bonne surveillance sur les arrivages, et par conséquent obtenir l'effet désiré sans trop nuire aux intérêts et à la santé des voyageurs. Mais il est loin d'en être toujours ainsi.

Dans certains ports, même bien fréquentés, les lazarets sont des mythes, les constructions y laissent à désirer. Pour qu'on ne croie pas que j'exagère, je citerai comme exemple Stora, un port connu et important. Les voyageurs qui ont fait le voyage de Philippeville sur les bateaux encombrés des Messageries et qui ont eu le malheur de faire quarantaine à leur arrivée, doivent se rappeler avec terreur les heures passées dans la petite île près de Stora, dans la maison supposée convenable pour recevoir les infortunés captifs ; quelquefois on établit les passagers sous des tentes à l'île des Singes ; quelques-uns aussi peuvent faire la quarantaine sur le navire même, quand elle n'est pas de longue durée. Mais, dans tous les cas, on réunit, comme à plaisir, les conditions les plus favorables pour faire naître une épidémie.

D'autres fois les personnages de la santé ont de singulières façons d'interpréter les ordonnances. Ainsi il y a longtemps, c'est vrai, je revenais d'Oran évacué sur un bateau hôpital, nous n'avions pas un seul cas de maladie suspecte à bord ni dans la province, mais le choléra était, disait-on, à Vienne, en Autriche, ou en France, je ne sais dans quelle de ces villes ; on nous refuse l'entrée du port à Barcelone, où une affreuse tempête nous avait jetés. Il fallut fuir et se réfugier derrière Ivice, où le bateau faillit couler. A Rosas, même réception quelques jours après. En 1859, pareille aventure advint à une autre personne. Aux objections des malheureux qui désiraient pénétrer dans le port on donnait les plus mauvaises raisons, notamment celle-ci : « Les ordres sont donnés en vertu d'un édit bien antérieur à la prise d'Alger, qui défend l'entrée des ports aux navires venant des côtes barbaresques. » Il est vrai que ces faits se passaient en Espagne.

Si l'administration française s'inspire des idées contagionistes, elle fera bien de donner des indications plus sérieuses et plus nettes.

Encore un fait tout récent ; comme c'est en Égypte qu'il est arrivé, il y a lieu de penser que les inspirations qui viennent aux membres sanitaires de ce pays ont dû passer par Constantinople et ne sont peut-être pas méconnues à Paris. Le *Mékong,* bateau des Messageries de l'Indo-Chine, traversait la Mer-Rouge au mois de novembre 1871, avec patente nette. Arrivé à Suez, on voulait lui refuser le passage et lui faire purger la quarantaine très loin de Suez, au sud, dans un point où le capitaine prétendait ne pas pouvoir entrer en raison de la longueur de son navire. La côte où était située cette baie, était précisément un pays infecté, contre les provenances duquel on prenait des mesures sévères. Il ne faut pas oublier que la température en ces régions est formidable ; un séjour forcé en mer serait très dangereux pour les voyageurs.

Mais, dira-t-on, ce sont là des ennuis seulement, conséquences de toutes les mesures protectrices des nationalités ; il faut les supporter avec résignation pour éviter de grands malheurs.

C'est évident si ces mesures préventives sont efficaces.

Si le choléra, car c'est contre lui que sont dirigées toutes ces mesures, si le choléra est apporté par les navires, il n'y a pas que les grands ports à surveiller, il y a les petits, les mille criques cachées dans les recoins des côtes ; surtout les côtes de la Grèce. Je serais très curieux de savoir comment se passent les choses à Gallipoli ou dans les environs, même à Smyrne. Je crois qu'il est impossible d'empêcher les débarquements, et le choléra passera toujours parce que les contrebandiers sont surtout très aptes à le transporter.

J'ai lu dernièrement dans les journaux les triomphantes

affirmations de M. l'Inspecteur des épidémies ; les mesures ont été si bien prises cette année que le choléra a été arrêté dans son cours.

Le temps se chargera de répondre aux espérances, aux assertions préconçues. Le choléra pénètre ou non dans les villes défendues par des barrières sévèrement gardées, sans que l'on puisse affirmer quoi que ce soit de probant. Il y a longtemps que l'on sait que l'épidémie asiatique ravage certaines cités, en respecte d'autres, sans que l'on ait pu encore bien comprendre les motifs de ces caprices.

On dirait que je ne puis m'arracher à cette question que je ne veux pas traiter cependant. Je finirai par cette demande : quand la réponse sera aussi catégorique, je me rendrai aux opinions des contagionistes.

Je demande que l'on me montre un fait, un seul fait de contagion manifeste, d'inoculation même probable, qui ne puisse être expliqué d'aucune autre façon. Quand on aura présenté ce fait, je n'aurai plus rien à dire. Jusqu'à présent, je ne connais encore de tout ce que j'ai lu que des phénomènes contestables, qui s'expliquent facilement par l'infection seule.

J'ai cité des faits personnels ailleurs, je n'y reviendrai pas. Ces faits sont négatifs, c'est vrai, mais ils prouvent au moins que l'on ne doit pas affirmer la contagion, effrayer les populations.

En temps d'épidémie, il est déjà assez difficile de trouver des aides intelligents. Les dangers de l'infection seule sont assez grands ; il n'est pas prudent d'augmenter les terreurs, on ne trouverait plus d'auxiliaires que dans les âmes énergiques et dévouées qui consentent à exposer leur vie pour leurs semblables.

Il ne faut pas exagérer et regarder les soins donnés aux cholériques comme si dangereux qu'en les rendant on se sente digne du Panthéon ou du paradis, comme on voudra.

Il ne faut pas oublier non plus que par cette loi, lorsqu'une maladie infectieuse existe, tous les individus placés dans sa sphère d'action, dans l'atmosphère du principe nocique sont infectés ; ils sont imprégnés à des doses diverses en raison de leur réceptivité. Ils ne meurent pas tous, mais tous sont frappés.

Il ne faut donc pas trop se livrer à des arguties futiles et faire des travaux inutiles. Les gardes nombreux qui veillent aux portes des villes et à l'entrée des ports sont impuissants contre les ouragans, les courants atmosphériques, et surtout contre les ennemis du dedans ; car c'est souvent en raison des incuries intérieures que les villes sont atteintes.

Pour revenir à mon commencement, je conclus et dis que, ne pouvant affirmer la contagion, il ne faut pas opposer de lazarets au choléra lui-même. Il serait utile aux médecins de lire les anciennes relations de peste, même celles qui sont relatées par des auteurs étrangers à l'art.

Quant à la question de la fièvre jaune, qui ne fait plus trop parler d'elle en Europe, si ce n'est à Saint-Nazaire, n'ayant pas vu les faits par moi-même, j'accepte les opinions qui correspondent à mes idées. Je me range du côté des noms contagionistes. Je fais, en agissant ainsi, un acte de raison littéraire et scientifique. Et, bien entendu, je trouve naturel que d'autres médecins ne soient pas de mon avis.

Je n'ai pas à parler de la peste qui a disparu de notre cadre nosologique. Il n'est pas inutile de rappeler que c'est à l'occasion de cette maladie qu'ont eu lieu les plus brillantes discussions sur la contagion, et qu'ont été développées les plus savantes raisons contre l'institution des lazarets dont les règles furent moins sévères à la suite de ces débats. Il semble que de nos jours on veut revenir à de plus anciens errements.

Il y a encore une maladie que l'on range dans la classe des épidémies, mais pour elle, il est facile de s'entendre. Je veux parler du typhus.

Qu'est-ce que le typhus ? Une maladie essentiellement

créée par les hommes, par l'agglomération d'êtres humains, mal nourris, mal logés, fatigués et malpropres. C'est une maladie que l'on développe à coup sûr sans avoir à craindre l'insuccès ; le typhus est la démonstration la plus nette de la puissance de l'homme à l'endroit des malheurs médicaux. Le typhus ne doit donc pas prendre la dénomination d'épidémie ; ce serait plutôt une endémie, car on la crée sur place.

Pour finir je citerai une très vieille anecdote, c'est un proverbe égyptien :

« Un mauvais Génie voulut punir l'Égypte ; il demande à Dieu l'autorisation de tuer quinze mille Égyptiens par la peste. L'autorisation donnée, la peste sévit, trente mille hommes périrent. Dieu reprochant au Génie d'avoir outrepassé sa permission, l'autre répondit : J'ai tué quinze mille êtres par la peste, quinze mille autres sont morts de peur. »

Cette citation n'a qu'un but, engager à ne pas exagérer les craintes légitimes, naturelles, quand on n'est pas certain que la vérité réside dans les affirmations. Il ne faut pas terroriser les populations qui ne peuvent se rendre compte des faits, il ne faut agir qu'avec prudence et ne pas oublier que la peur d'un mal fait tomber en un pire.

Revenant à la question de la contagion du choléra, je ne résiste pas à donner une supposition discutable en faveur de mon opinion. C'est son mode d'action. Sa rapidité, quelquefois foudroyante ; aucun virus, je crois, n'agit de cette manière. C'est une infection par les poumons, par une cause aérienne, agissant à la manière des stupéfiants, qui procède ainsi. Le système nerveux est le premier foudroyé.

Je crois qu'il y a encore beaucoup à connaître pour fixer l'opinion sur le mode de propagation des maladies infectieuses.

Je vais discrètement donner ici quelques idées qui ne reposent que sur des observations incomplètes, puisqu'elles ne sont nées qu'après l'apparition des épidémies que j'ai traversées.

C'est en réfléchissant aux faits passés que j'ai relevé quelques remarques qui me paraissent dignes d'attention.

Je me suis trouvé pendant ma carrière, jusqu'à présent, cinq fois en présence d'épidémies de choléra de gravité différente; deux fois, même je pourrais dire trois fois, en présence du typhus.

Eh bien ! dans les divers hôpitaux d'Orient auxquels j'étais attaché, Constantinople et Varna, je ne connais qu'un cas de choléra né dans les salles où je fonctionnais, où l'on recevait les cholériques. Je dis, je ne connais qu'un cas; je ne dis pas qu'il n'y en a pas eu d'autres, mais je n'en ai pas dans mes notes. Comme ce que j'écris sur les hôpitaux d'Orient ne repose en partie que sur des souvenirs, je n'y aurais attaché moi-même qu'une importance secondaire, mais en Afrique j'ai fait les mêmes observations dans mon service pendant les épidémies de typhus et de choléra. Un seul cas de choléra dans le personnel, deux cas de typhus, et non dans les salles. Un infirmier, et le médecin chef qui ne voyait presque pas de typhus. Aucun cas dans les salles de malades.

Je précise ce que j'entends par un cas nosoconial, c'est un cas déterminé dans les salles des malades sur un sujet ne s'étant pas primitivement trouvé dans le centre du foyer initial. Ainsi quatre hommes dans une caserne où règne le choléra entrent à l'hôpital, trois pour le choléra, l'autre pour une affection simple. Celui-ci est atteint dans les salles trois jours après son entrée; peut-on dire que ce cas est nosoconial? je ne le pense pas puisque le malade provient d'un lieu infecté, il avait le virus cholérique avant son entrée.

De ces observations j'ai pu constater que lors même que l'épidémie est en pleine activité dans les lieux d'éclosion, lorsque les individus atteints d'une manière bien évidente sont envoyés dans des établissements spéciaux, les cas nouveaux se développent si rarement que l'on pourrait penser que la maladie a diminué d'intensité.

Il est donc permis de livrer ces réflexions à la méditation de mes confrères. C'est que si les maladies infectieuses se développent par suite de l'encombrement, de l'accumulation des détritus humains, si les individus qui se trouvent dans les foyers de production sont les premiers et les plus gravement atteints, ce qui est naturel, les premiers cas dans les épidémies sont toujours les plus graves, presque toujours mortels. Si de plus le vent, l'air, etc., servent de véhicule aux miasmes et portent assez loin leurs pernicieuses influences, les sujets atteints alors le sont moins gravement et selon leurs dispositions particulières et la dose absorbée ; si ces vérités sont des vérités pour tout le monde, on peut ajouter celle-ci qui semble contraire aux présomptions ; c'est que lorsque les malades sont réunis, lorsque les causes d'infection devraient être augmentées par leur présence mutuelle, leurs sécrétions et excrétions, il n'en est rien. La maladie ne se montre pas ou peu.

Si ce que je dis est vrai, et j'ose espérer que mes opinions seront partagées par mes confrères, surtout par ceux qui se sont trouvés chargés de services sérieux pendant une épidémie, on ne peut expliquer ce phénomène que de la manière suivante :

C'est que lorsqu'il y a des malades dans des établissements hospitaliers, on prend soin de ce qui les touche, de ce qui les entoure, on aère le logis, on éloigne les linges maculés, on enfouit les matières fécales, on fait de l'hygiène enfin ; et par là on éloigne avant leur naissance les miasmes qui pourraient se développer. La maladie est née par négligence de l'hygiène, elle recule et disparaît devant l'hygiène appliquée. C'est dans ces soins multiples et attentifs que l'on rencontre la meilleure raison du peu de multiplication de ces nosoconiaux.

On pourrait encore de ces faits, qui sont peu contestables et qui pourront être vérifiés plus tard, tirer quelques conclusions utiles à ma thèse, c'est que si les cholériques et les typhiques réunis ont perdu, par suite des mesures prises, non pas leur puissance d'émission infectieuse, mais les éléments de transport et de fermentation, on n'est pas éloigné de penser que le choléra et le typhus développés ne se reproduisent pas, que leurs excrétions ne produiront pas forcément le typhus ou le choléra.

Et par ce fait, la croyance à la contagion du typhus ou du choléra serait complétement renversée.

L'importance pratique qui découle de mes opinions est à considérer, car les populations, convaincues que le choléra est occasionné et propagé par des circonstances météorologiques imprévues et mal connues encore, n'auront plus de raison de craindre de soigner des malades atteints de ces affections, car elles n'ont pas le privilége de créer le choléra et le typhus. Que ces maladies en somme sont moins terribles qu'on le croit, et que la meilleure manière de les éviter c'est de les attaquer carrément.

Je le répète, les considérations que je livre n'ont qu'une valeur relative, il faudra les contrôler. L'avenir seul pourra prononcer, seulement il est de toute nécessité que les observateurs envisagent les faits avec la plus grande impartialité, sans opinion préconçue. C'est toujours ainsi que j'essaie de faire. Je prends des notes, et, l'épidémie passée, je résume et cherche à conclure. Ce n'est pas mon esprit qui pose la conclusion, elle se déduit de mes notes qui me dictent ma manière de penser.

Si je me retrouve en présence de nouvelles épidémies, je serai dans de meilleures conditions d'observations, parce que je saurai ce que je dois faire; je prendrai mieux mes mesures, je ne laisserai rien échapper.

Je suis tellement convaincu que les typhisés, soignés loin du centre d'infection, sont inoffensifs pour leur entourage, que je ne craindrais pas de conserver des typhiques au milieu de malades ordinaires. Mais c'est une grosse affaire que de prendre cette résolution; elle exige d'abord de bien juger des cas

particuliers, car il y a bien des formes et des variétés de
typhus, et il faut être bien certain de l'endroit où se trouve le
foyer initial. De plus il ne suffit pas d'avoir une opinion personnelle, il faut entraîner la conviction chez les autres, ce qui
est difficile surtout en ceci. De plus il ne faut pas craindre de
prendre une responsabilité absolue qui sera bien lourde si l'on
se trompe.

Je dois ajouter que je suis moins affirmatif pour ce qui concerne le choléra. L'expérience à ce sujet me fait défaut, je
n'ai que peu de faits, tandis que j'ai des preuves de ce que je
dis pour le typhus. Il y a beaucoup à dire encore sur les
typhus, mais ce n'est pas ici le lieu. Je n'agirai donc pas
encore de la même manière pour les cholériques et les typhiques.

Pour résumer, je dirai que l'infection est la loi de propagation des maladies épidémiques; que jusqu'à présent la contagion ne peut être prouvée pour ces affections; la contagion
appartient plus spécialement aux endémies.

Bien entendu que mes affirmations ne reposent que sur les
données acquises et qu'elles ne préjugent rien contre les
découvertes à venir. En médecine il est commandé de ne pas
faire d'affirmations trop précises.

DES CLIMATS.

Parmi les grandes causes prédisposantes aux affections morbides, les hygiénistes placent les climats.

C'est la question de température qui domine ici, or il suffit
de se rappeler que la chaleur aidée de l'humidité est le plus
puissant dissolvant des matières organiques.

Il résulte que lorsque la température sera élevée dans un
lieu, lors même que l'humidité sera peu grande, il y aura
une puissante activité d'émissions miasmatiques. Par suite,

éclosion violente et rapide des maladies endémiques et foyer perpétuellement menaçant de pestilence et d'épidémie.

Aussi l'expérience et l'histoire nous apprennent que c'est surtout dans les pays chauds, dans les régions tropicales, qu'éclatent les maladies épidémiques infectieuses. Je ne parle pas des maladies contagieuses qui ont une autre source, ainsi que je l'ai dit plus haut.

A part cette cause générale, existe-t-il pour les climats des maladies particulières? Trouve-t-on des spécialités morbides pour le Nord et le Midi? C'est la question à étudier.

On a dit que chaque climat avait ses maladies, comme ses fleurs et ses fruits, et sur cette proposition on a pu construire une série de beaux raisonnements, de phrases parfaites au point de vue littéraire, mais qui n'ont, pour peu que l'on veuille se donner la peine de les analyser, que des apparences de vérité. On a des paralogismes. Voilà tout.

C'est ce que je vais immédiatement entreprendre de démontrer.

D'abord, l'expérience prouve, et prouvera d'autant mieux que les expériences seront mieux conduites, que beaucoup de plantes sont aujourd'hui très florissantes dans des pays extrêmement éloignés de leur pays d'origine. En citant le pêcher, le cerisier, la salade, je ne dis que des choses bien connues. Le tout est de faire lentement progresser l'acclimatation.

Mais je ne tiens pas beaucoup à ce rapprochement. Je n'ai qu'une médiocre confiance en ces analogies physiologiques, dont on abuse.

Comparer la plante, cet embryon de la vie, à l'homme, le plus complet des êtres vivants, me paraît une chose peu admissible. Virgile disait autrefois : « Ne comparons pas Rome à Mantoue, » pour montrer les incompatibilités des rapprochements.

La plante vit dans le sol et dans l'atmosphère qu'on lui donne; elle ne peut ni le modifier ni le perfectionner : elle le

subit. C'est donc dans le sol et l'air qu'elle doit prendre ses
éléments de prospérité; pour l'acclimater il faudrait quelquefois des frais pénibles, des appropriations coûteuses qui rendent ces essais peu pratiques, par conséquent peu utiles.

Les animaux eux-mêmes, plus perfectionnés que les plantes,
ne peuvent pas non plus modifier à leur profit les éléments
extérieurs; ils n'ont ni l'intelligence, ni les organes nécessaires à ces labeurs. Leur développement interne est borné;
il leur est défendu de sortir de certaines combinaisons nettement définies.

Plantes et animaux ne peuvent se comparer à l'homme.

Celui-ci comprend et discerne les conditions nécessaires à
son développement; quand je dis « comprend » je parle des
hommes qui réfléchissent, car en voyant le peu de progrès fait
dans le sens de l'hygiène privée ou publique, on ne s'enor-
gueillit pas trop d'être de l'espèce humaine; mais enfin
l'homme est apte à comprendre ce qui est nécessaire à son
développement normal. Par conséquent il est maître de modifier à son gré les influences extérieures, car il peut créer les
outils nécessaires à la réalisation de ses besoins.

Il n'a pas une source de vie dans le sol, il a l'intelligence
qui manque à l'animal; son activité vitale est en lui, il
emprunte au monde extérieur ce qui lui convient, il peut
prendre à son gré ce qui lui est utile, rejeter ce qui lui est
indifférent et se protéger contre ce qui est nuisible.

La présence de l'homme sur tous les points de la terre est
déjà une présomption en faveur de l'aptitude à vivre partout,
car, quoiqu'on pense, il est difficile d'admettre plusieurs centres de création humaine.

Il est donc impossible de comparer l'homme aux autres
espèces animales ou aux éléments plus inférieurs encore,
puisqu'il peut modifier à son gré les influences des milieux
où il se trouve.

Il ne faut pas étendre ce sujet, mais nous borner à cette

question : Les climats ont-ils des maladies propres ? Et nous arriverons plus tard à la question d'acclimatation.

Il faut tout d'abord éliminer toute la série des affections qui peuvent provenir des êtres nuisibles, insectes, parasites, animaux sauvages, comme le ver de Médine, le filiaire. On ne peut induire une pathologie spéciale de ces animaux qui ne font du mal que parce que l'on ne se prémunit pas contre eux, pas plus qu'on aurait à faire une maladie propre aux contrées où.les lions pourraient par hasard mordre un être humain.

Dans tous les climats chauds, tempérés ou froids, les maladies proviennent des causes calorifiques et surtout des manquements à l'hygiène.

Dans les pays froids, dans les pays chauds, les maladies reviennent avec les saisons; nous retombons dans les maladies saisonnières de Stol. Les maladies de l'hiver des localités chaudes ressemblent aux maladies de l'hiver des localités froides, sauf des nuances.

Il y a des bronchites, des pneumonies partout; partout on rencontre des phthisies; les misères physiologiques sont de tous les climats.

L'hépatite joue un grand rôle dans la nosologie des pays chauds; c'est presque sur cette seule affection que roulent les débats.

Les raisonnements ici paraissent faciles et fondés; la théorie admise est toute en faveur de cette assertion. Est-elle vraie ?

Les organes respiratoires fonctionnent avec une grande énergie dans les pays froids, ce sont eux qui sont chargés de la plus grande besogne d'élimination, de tranformation des aliments azotés, ils font une énorme consommation d'oxygène.

Dans le Nord donc, une plus grande fréquence des maladies pulmonaires.

Dans les pays chauds la respiration est moins chargée, l'oxygénation, moins puissante, le foie supplée les organes respiratoires pour une grande partie des transformations des aliments combustibles, d'où naturellement pour cet organe une plus grande prédisposition à subir des modifications pathologiques.

A cette manière de voir je ferai quelques objections.

Dans les pays froids on consomme beaucoup d'aliments azotés, le poumon seul ne peut suffire à tout transformer, le foie doit avoir une grande activité, abstraction faite du travail musculaire.

Dans les pays chauds on absorbe une moins grande quantité d'aliments et moins d'oxigène par la respiration, d'où il suit que le poumon a moins de travail à produire ; mais aussi il a moins besoin d'un suppléant. Ensuite tous les pathologistes regardent l'hépatite des pays chauds comme une maladie consécutive : les uns y voient une conséquence forcée des fièvres paludéennes récidivées et de l'anémie qui les suit. C'est mon opinion quant à la seconde partie, c'est-à-dire l'anémie. L'anémie, plus rapidement acquise dans les pays chauds, est la cause la plus active des hépatites. D'autres la font dépendre d'un vice de nutrition, de la dyssenterie.

Dans les deux cas, l'hépatite est consécutive aux maladies endémiques ; la température est indirectement cause de cette affection.

Pour les pneumonies, bronchites dans l'immense majorité des cas, la cause provient d'un écart entre deux températures rapidement traversées ; quand on passe d'un appartement chaud à l'air froid ou de l'air chaud à un appartement froid.

C'est donc dans tous les cas une affaire de température seule. Il est vrai que la température constitue le climat en grande partie, mais outre la température, il y a les maladies endémiques que l'on peut éloigner, et les précautions à prendre contre la température. Dès lors le climat est conjuré dans ses effets nuisibles.

Longtemps on a nié la présence de la fièvre typhoïde en Afrique ; mais à mesure que les travaux d'acclimatation se sont faits, la fièvre typhoïde se dégage et se montre dans sa simplicité. Il est très curieux de suivre les phases de cette question dans les travaux des médecins militaires qui se succèdent dans cette contrée. On peut dire en quelque sorte que la présence de la fièvre typhoïde est une preuve de l'acclimatement ; c'est le thermomètre de l'acclimatement ; les causes endémiques disparaissent à mesure qu'elle se montre plus fréquente.

Donc on ne peut pour l'Afrique et probablement pour aucun autre pays, regarder la fièvre typhoïde comme spéciale à une région.

J'espère avoir démontré ailleurs que le clou de Biskra est une fantaisie pathologique, pas plus spéciale au pays que l'ulcère de Mozambique et beaucoup d'autres entités dont les premiers observateurs ont lancé la dénomination dans le langage scientifique, et qui se conservent sans raison comme maladies spéciales.

En médecine, comme ailleurs, les voyageurs sont souvent sujets à caution comme véracité.

Ces quelques mots donnent la mesure de mes opinions et le sens des preuves que l'on peut trouver en ma faveur, et qu'il serait inutile d'étendre ici. Je m'éloigne considérablement des préceptes des hygiénistes autoritaires. C'est qu'il importe de bien préciser la valeur des choses. Il faut passer au crible de l'observation, dégager des préjugés toutes ces distinctions nosologiques, et l'on acquerra, je l'espère, la preuve qu'il n'y a pas de maladies propres aux climats.

Ainsi, dans les pays septentrionaux, les hommes s'enferment dans des huttes non aérées pour se préserver contre le froid. Les maladies qui en résulteront seront le résultat de l'encombrement et de la saleté ; la contagion aura toute sa puissance d'expansion.

Si la mortalité paraît plus grande dans les pays chauds, si la vie moyenne est moins élevée, il faut se demander si cette mortalité ne provient pas de la paresse et de l'incurie des habitants, de l'insouciance des hommes qui ne se construisent aucun abri, ne se vêtissent pas convenablement et ne cultivent pas le sol.

C'est véritablement quand on s'occupe de ces questions d'hygiène que l'on s'aperçoit du peu d'intelligence de l'humanité, que l'on constate avec peine le peu de progrès que nous avons fait depuis l'âge et avant l'âge de pierre et des habitations lacustres.

On se laisserait alors aller à accepter l'opinion des transformistes qui nous font descendre des singes.

Dans combien de siècles l'homme voudra-t-il simplement regarder autour de lui et se prémunir contre ses ennemis naturels qui seraient volontiers ses auxiliaires. Dans le monde tout est ordonné pour le développement des êtres, et c'est à ceux qui peuvent comprendre leur fin, le but, de chercher à l'atteindre. Le succès est le prix du travail et de l'intelligence, la santé en est le corollaire forcé.

Il serait curieux de pouvoir résoudre ce problème : quelle est la force de pénétration de l'intelligence dans les masses. On mesure la puissance calorique d'un corps, sa conductibilité, son électricité, etc. Quelle formule employer pour savoir combien il faut d'efforts pour faire entrer une idée dans une cervelle humaine, dans une cervelle de Bimane.

Véritablement, en cherchant bien, on ne trouve dans la question des climats que des causes connues, ordinaires ; les climats par eux-mêmes sont indifférents. Il faut chercher les causes morbides ailleurs, et partout on les trouvera dans les négligences humaines, l'accumulation des immondices des races successives ou le dépôt négligé des détritus végétaux accumulés par les siècles. Et comme conclusion, nous revenons toujours à ces affirmations : que les maladies sont la conséquence forcée des oublis, des négligences, de la malpropreté humaine. L'homme méconnaît le sol et quelquefois le gâte.

Le seul, l'unique remède est de commencer ce que l'homme aurait dû toujours faire, étudier les milieux et les nécessités de son existence.

C'est, en définitive, dans le bon emploi des connaissances physiques et hygiéniques que l'on trouvera les solutions de ces questions. C'est la bonne application du genre de vêtement, de l'habitation, de la culture du sol qui donne le dernier mot du problème et tranche la question de l'acclimatement.

ACCLIMATEMENT.

L'homme est apte à vivre partout; seulement quand on agite ces questions, il ne faut pas arguer de ce qui se passe à un moment donné, de ce qui est possible, comme feu Boudin qui niait l'acclimatement en Afrique.

Si, sous prétexte de conquêtes et de découvertes, on se précipite sur un pays et que quelque temps après, au lieu des richesses et du bien-être qu'on s'était promis, on récolte des maladies, il n'y a pas à crier de suite que le pays est inhabitable pour les Français, pour les Européens, etc. C'est procéder dans ces affirmations aussi légèrement que les conquérants dans leur prise de possession du sol.

Il faut préalablement s'assurer de la topographie hygiénique du pays; si le sol est cultivé, si les miasmes ou effluves n'y sont pas à l'état de perpétuelle naissance. Il n'est pas besoin d'aller dans les pays chauds pour trouver des terrains dangereux, la Sologne, Valcheren, etc., disent assez les inconvénients de certaines constitutions géologiques. Les pays les plus sains abandonnés à eux-mêmes deviennent rapidement périlleux pour les habitants qui reviendraient les habiter sans précautions. La nature, abandonnée à elle-même, ne tarde pas à couvrir le sol de ses dépôts, précieux quand ils sont utilisés par l'homme, pernicieux pour l'homme quand ils sont négligés.

Quand on veut coloniser, changer de climat, il faut savoir ce que l'on veut faire et à quels dangers on s'expose. Il ne faut pas s'engager le cœur léger et la bourse plus légère encore dans des labeurs extraordinaires ou dans des luttes sérieuses contre le sol et la fortune. Il faut que les émigrants puissent vivre d'abord des ressources apportées par eux; ils ne doivent pas oublier que, se livrer à ses passions, à de trop fréquentes libations même aqueuses, c'est s'exposer d'abord aux coups de la mort. Il arrive tous les jours pour les colons, surtout les colons français, de s'expatrier sans se douter des difficultés qu'ils ont à vaincre et ne pas vouloir laisser leurs vices dans la mère patrie ou se souvenir qu'ils ont changé de localité. C'est toujours l'ignorance, l'incurie ou la présomption qui contribuent aux échecs de l'acclimatement. Après ces premiers insuccès on ne doit pas affirmer que l'acclimatation n'est pas possible. Dès qu'avec l'imprévoyance la plus naïve on s'est jeté sur un pays pour l'occuper et que des mécomptes hygiéniques inévitables ont dissipé les illusions des conqué-rants, on se retire en criant contre ce pays nouveau, cette conquête.

Mais que des colons, d'où qu'ils viennent, soient sérieux, qu'ils sachent qu'ils auront à lutter contre la nature inculte toujours redoutable dans tous les climats, ils réussiront.

Il faut prudemment et patiemment conquérir le sol et le transformer, lui faire produire le plus rapidement toutes les merveilles végétatives; diriger le régime des eaux tout d'abord; il faut que les industries soient sages et prudentes, que les habitations soient construites, non selon les prescriptions de la routine ou de l'impatience, mais d'après les règles de la rai-son. Il ne faut pas se croire astreint à suivre les erreurs des indigènes, ce serait parfois une pernicieuse imitation.

Malgré tous les efforts de la sagesse et de la prévoyance, les premiers occupants devront s'attendre à faire de grandes per-tes, mais les successeurs profiteront rapidement des travaux et de l'abnégation de leurs anciens. La deuxième génération vivra, croîtra, prospèrera et multipliera.

En agissant de cette manière, la question est vite tranchée et résolue dans le sens le plus heureux. Et l'on ne fera plus de ces oppositions factices entre les aptitudes des diverses races à vivre sous des climats différents. Le tout n'est pas de faire des sauts trop hasardés ; il faut aller avec une sage progression.

DÉVELOPPEMENT DES SOCIÉTÉS.

Les sociétés en se développant constituent des formes de nationalité qui contribuent à donner aux maladies des caractères généraux qui leur font revêtir les apparences des épidémies.

Il est évident que par cela même qu'un peuple a les mêmes habitudes, les mêmes mœurs, les mêmes modes d'alimentation, il en résultera pour ce peuple des conditions d'égalité constitutionnelle qui seront les premiers indices de la prédisposition à des maladies fréquentes.

Les agglomérations populaires ont des effets analogues, mais plus accentués. Nous trouverons un exemple très net de cette égalité constitutionnelle dans les observations des médecins militaires.

Après un certain temps de service, les militaires d'un régiment ont à peu près tous la même constitution. La régularité de l'existence, la nourriture commune, les heures passées ensemble ; le jour et la nuit, respiration du même air ; les mêmes exercices, les mêmes obligations et les mêmes plaisirs se traduisent chez tous par une certaine teinte générale qui harmonise en quelque sorte les constitutions, comme les uniformes confondent les individualités à l'œil du spectateur.

Les maladies chez les militaires se ressemblent toutes et se répètent facilement ; la multiplication des mêmes influences se manifeste à propos des causes les plus diverses. A tout propos on voit se développer dans les casernes ce que l'on appelle de petites épidémies, qui franchissent rarement les murs extérieurs et souvent les portes d'une chambrée. C'est le résultat de l'échange forcé des mauvaises odeurs humaines; c'est un empoisonnement réciproque.

Ce que l'on peut remarquer nettement dans les régiments, doit exister dans les autres agglomérations. Cette loi est assez manifeste dans les grands centres manufacturiers.

Les hommes d'une usine se ressemblent tous, qui en voit un en voit mille. Leur visage, leur aspect, leur constitution, tout se confond dans la même détérioration.

Dans les villes non industrielles, les individualités sont plus fréquentes, mais les mœurs, les rapports journaliers amènent pour les prédispositions morbides les mêmes résultats que pour le langage ; une ville a un accent et sa constitution propres.

Cela est naturel dans les agglomérations où les liens de famille dominent ; les frottements continus usent les angles des récalcitrants, tous subissent les lois de l'engrenage commun, tout se confond moralement et physiologiquement. Mêmes remarques à faire pour les nationalités, les mêmes passions publiques, les mêmes tendances sociales sous un même climat conduisent à des résultats forcément identiques.

Par conséquent, même pour les maladies réputées les moins communicables, on peut trouver de nombreuses répétitions qui simulent les épidémies.

Cet ordre d'idées me conduit à poser cette question :

Existe-t-il des maladies spéciales aux armées ?

MALADIES DES ARMÉES.

Quelques mots énoncés plus haut, à propos de la vie des régiments, montrent que les militaires sont prédisposés à des maladies rien que par le fait de leur enrégimentation.

La fièvre typhoïde est surtout fréquente parmi les jeunes gens au début de la carrière. C'est que les modifications nécessitées par cette existence nouvelle se présentent à l'époque de la vie où les organismes se développent et sont plus aptes à subir des impressions fâcheuses ; pour toutes les populations, c'est pendant cette période que se manifeste plus fréquemment la fièvre typhoïde.

Je veux parler ici des armées proprement dites, c'est-à-dire de la réunion de ces masses humaines organisées pour la guerre.

Quelques lignes suffiront à indiquer les traits principaux des chapitres que l'on pourrait faire à ce sujet.

Réunir une armée, c'est grouper les conditions les plus favorables à la formation des maladies, aux affections en germe. Si les masses d'hommes restent stationnaires, quelle que soit la bonté du climat et du sol sur lequel ils campent, tous les inconvénients de l'encombrement surviennent malgré les plus grandes attentions à donner à ces hommes les éléments d'une nourriture abondante. Après un certain nombre de jours le typhus se montrera.

Si ces armées sont en marche, les dangers pour elles-mêmes ou pour les nations qu'elles traversent se multiplient. Si elles rencontent sur leur route des maladies contagieuses ou infectieuses, elles offrent à ces maladies un champ tout préparé pour leur floraison rapide. Le choléra promènera à son aise ses ravages dans les troupes. Indépendamment des maladies

11

ordinaires qui se montreront en plus grand nombre, se produiront celles qui résultent de la fatigue, de la privation du sommeil, d'une nourriture insuffisante quoi que l'on fasse. L'anémie, le scorbut et la dyssenterie, leur suite nécessaire, viendront augmenter le nombre des entrées à l'hôpital dans des proportions considérables.

Il me serait facile de répéter les belles apostrophes philosophiques faites au sujet de la guerre, le plus grand fléau qui puisse frapper une nation, car la guerre amène avec elle la ruine, la misère et les épidémies.

Quand même que les armées sont victorieuses, le tableau que je viens d'exposer est exactement l'expression de la vérité, mais lorsque les armées sont vaincues et dispersées, les désastres se multiplient avec la rapidité vertigineuse des lois de la pesanteur. Les centaines de malades deviennent des milliers, les décès par leur fréquence déciment les populations entières ; le mot ancien est toujours aussi vrai : *væ victis !*

Il n'y a pas lieu d'insister sur ces faits, ils existent, l'histoire le dirait assez haut, si l'histoire ne s'attachait pas surtout à raconter les circonstances heureuses, les pages brillantes, les gloires éclatantes des victorieux. On dissimule volontiers les ombres de ces tableaux guerriers, et ces ombres persistantes sont le typhus, l'anémie, la misère.

Une carrière déjà longue m'a fait passer sous les yeux ces funèbres événements. Les médecins qui même pendant les heures de la victoire ne voient que les revers sanglants des médailles, peuvent difficilement, je le suppose, être des admirateurs bien prononcés de ces grands triomphateurs que l'histoire exalte aux dépens des soldats, leurs victimes.

J'ai vu ce que souffrent les armées victorieuses en Afrique, en Crimée, en Italie. Des revers sans nom dans le passé de la France nous ont montré ce que sont les défaites. Dans tous les cas le médecin a pu voir, un peu plus tôt, un peu plus tard, apparaître dans leur ordre fatal les maladies dont je viens de parler. La loi est immuable. Mais ces prévisions sombres ne feront pas, de longtemps du moins, disparaître les guerres : il en est de justes. Il faut espérer que nous ou nos enfants serons acteurs et témoins de ces luttes saintes qui relèvent la patrie malheureuse.

En un mot, il est permis de dire que par cela seul qu'elles existent les armées forment et développent le scorbut, l'anémie, le typhus et la dyssenterie. Toutes à peu près dues à la même cause.

Ces maladies seules peuvent par conséquent être dites maladies des armées. Les autres maladies sont ordinaires, soit infectieuses ou contagieuses, gale, choléra, variole, ophtalmie, etc., sont accidentelles, elles ont dans les armées un élément de multiplication facile, voilà tout ; elles ne sont pas fatales.

CLASSIFICATION DES MALADIES.

Comme je ne suis pas professeur de pathologie générale, que je me borne à prendre dans le domaine de la médecine ce qui convient à mon sujet, que je cherche seulement à la manière de Panglos l'enchaînement des effets et des causes, on trouvera tout naturel que je ne m'occupe pas dans ces simples réflexions de toutes les causes, de leur nature, etc. Pas plus qu'on ne trouvera mauvais que dans le chapitre suivant je me borne à l'exposition d'un tableau sommaire de nosologie.

L'important est que j'expose une série de déductions successives qui expriment et légitiment mes opinions.

A la rigueur on peut avoir une innombrable quantité de maladies, car chaque élément de l'organisme peut être affecté et des causes diverses peuvent déterminer en cet élément des affections variées.

Pour parer à l'inconvénient qui résulte de ce nombre de maladies, de tout temps on a cherché à les classer, à les réunir en groupes semblables, soit en prenant pour base la cause, soit l'expression pathologique, soit même le tissu.

Quelle que soit l'idée qui ait décidé de la division des classes, on n'a pu arriver à des conceptions irréprochables pour les créateurs eux-mêmes de ces divisions.

Les connaissances médicales de tout temps, même de nos jours, n'étant pas l'expression dernière de la science, malgré les progrès successifs qui les perfectionnent, il en est résulté forcément l'impossibilité de classer d'une manière certaine, définitive, des affections, des phénomènes dont on n'avait que des conceptions confuses ou insuffisantes. Il n'était donc, il n'est pas possible encore de fixer définitivement, ni les nomenclatures, ni la classification des phénomènes changeants. C'est toujours l'idée personnelle qui prédomine dans toutes les tentatives de nosologie, que ce soit un Sauvages ou un Pinel qui la formule.

De tout temps le but poursuivi, non encore atteint, est de présenter au praticien un ensemble qui satisfasse ses opinions et facilite sa pratique en lui permettant d'envisager dans des groupes distincts les nombreuses divisions pathologiques. En d'autres termes, chaque praticien devrait se faire sa propre nomenclature, travail très long et ingrat pour beaucoup de personnes occupées surtout par les soins de leur clientèle.

Toutes les classifications prétendent et toutes en effet arrivent par des voies différentes aux résultats approximatifs désirés. Que l'on accepte en effet les grandes divisions, par exemple, à la manière de Brown et de Broussais, l'asthénie ou la sthénie, l'irritation ou le contraire, c'est pour le praticien un phénomène identique. Il résulte que l'on se trouve, quelle que soit la maladie observée, devant un dilemme inévitable qui ramène toute classification à la dychotomie, ce sont des maladies inflammatoires à traiter selon un procédé logique, ou des maladies non inflammatoires qui réclament un autre mode de thérapeutique.

Les divergences ne proviennent que de la difficulté grande devant laquelle on est toujours acculé : déterminer si les maladies que l'on doit traiter se rangent sous les dénominations qu'on leur impose.

Malgré tous les progrès récents qui aident au diagnostic précis, il reste encore au praticien beaucoup d'incertitude, beaucoup de problèmes à résoudre. Il est donc permis à chaque clinicien, professeur ou simple pratiquant, de se formuler à lui-même ses idées sur la division des maladies, de concevoir des groupements dans ce sens, pourvu qu'il n'ait aucune prétention à réformer absolument la science médicale, à imposer ses convictions si elles ne reposent pas sur des fondements inébranlables.

En définitive, chacun est maître de ses pensées ; les novateurs qui veulent s'imposer *per fas et nefas* sont seuls sujets à la critique. La seule condition est que les divisions admises ne sortent pas des règles de la science acquise et du bon sens, de la raison.

Le danger de toutes les divisions, surtout des divisions dychotomiques, est de simplifier singulièrement le traitement et demander trop naïvement des indications thérapeutiques radicales, la saignée ou autre débilitant, etc., etc. Et on est entraîné à ne plus tenir un compte suffisant de deux choses capitales : la constitution du sujet et le diagnostic précis.

Le diagnostic précis doit être une des plus grandes préoccupations du médecin ; il faut donc autant que l'on peut aider à la recherche de ce diagnostic par des méthodes et des formules qui forcent le praticien à en tenir compte.

Si on ne peut toujours classer une maladie, il est aussi difficile souvent de la dénommer et la valeur des mots est extrèmement importante en médecine ; je lis précisément une phrase fort juste de M. Richet *(Gazette des Hôpitaux,*

12 mars 1870, *Névrose phosphorée)* : « Une maladie est souvent mal soignée parce qu'elle est mal dénommée. » S'il n'est pas toujours possible de nommer d'une manière irrévocable une affection, il faut tenir compte de cette condition indéfinie et ne pas suivre aveuglément la ligne tracée par la classification dans le traitement qu'elle peut réclamer. Mais il faut songer à cette lacune et souvent on n'y pense pas, surtout au lit d'un malade où l'on est absorbé par les phénomènes présents.

C'est pourquoi il y a toujours lieu de chercher une classification qui ne préjuge rien d'absolu et laisse à la dénomination des maladies une grande latitude et permette l'introduction de tous les événements produits par le mouvement scientifique.

La théorie est la loi qui décide des déductions thérapeutiques ; il faut donc chercher à se donner des théories qui n'aient rien d'exagéré et laissent une marge très grande à l'observation, à la raison simple, aux faits plus ou moins réductibles.

Les réflexions que j'ai développées à propos des causes permettent de dire : Les maladies sont produites par, 1º des causes physiques ; 2º des causes chimiques ; 3º des causes psychiques inconnues encore. Et ces trois causes ne peuvent se traduire en action sur l'organisme qu'en agissant sur, 1º les organes, 2º les fonctions.

Évidemment cette division que j'expose n'échappe pas plus que les autres à de justes objections, mais comme je l'ai dit, chaque praticien doit avoir sa division qui répond à ses doctrines propres. Chaque médecin est libre de faire sa division, en agissant dans sa liberté de conscience comme je l'ai fait.

Voici comment je définis ce que l'on doit entendre par maladies d'organes, maladies de fonctions :

L'organe est l'élément primaire qui constitue les composants de la fonction ; chaque organe peut être envisagé dans sa complexité ou plutôt décomposé dans ses constituants ; ainsi par exemple, chaque tissu a des fonctions propres, ainsi le tissu muqueux, le tissu séreux, etc. Les tissus simples peuvent être regardés comme des organes, au même titre que des organes composés; et j'aurais pu dire maladies de tissus au lieu de maladies d'organes, mais j'aurais peut-être été moins précis.

Quant à la fonction, elle est naturellement définie; c'est l'accomplissement d'un travail physiologique.

Certaines maladies paraissent se prêter difficilement à cette division si nette. Ainsi la variole. Bien que l'expression patho logique se trouve sur un tissu, je range la variole dans les maladies de fonctions, car elle exprime dans son évolution un phénomène général qui ne peut se passer que dans les fonctions vitales.

Je légitime ma manière de procéder par les définitions suivantes, tout en posant cette restriction qui arrêtera peut-être quelques critiques.

A la rigueur, il n'y a pas de maladies d'organes, de tissus, un tissu étant formé n'est atteint que chirurgicalement. Mais quant aux maladies internes, on pourra toujours dire que ce qui est malade n'est pas le tissu, mais l'élément de formation du tissu, la cellule ou le blastème.

Les maladies des organes sont constituées par des modifications pathologiques du tissu lui-même, qui peuvent ultérieurement réagir sur la fonction. Dans ce cas, la cause est toujours physique.

Cette cause n'a fait que donner l'impulsion.

On m'objectera que je ne trouverai pas la corrélation assez évidente entre l'effet et la cause pour maintenir cette division; c'est possible, mais je répète que c'est la cause apparente actuellement connue que je considère quand le tissu seul est atteint. Ainsi la pleurésie, maladie de tissu, a pour cause le froid, et peut-être des modifications nerveuses déterminées par le froid, ce qui rendrait la pleurésie maladie consécutive.

Les maladies de fonctions sont des maladies dont les causes sont en dehors de l'organe. Il y a eu des modifications chimiques ou physiologiques qui altèrent les humeurs. Les altérations ont porté d'abord sur les fonctions et le tissu n'a été que secondairement atteint. Il s'est passé un certain temps entre les développements successifs des phénomènes morbides ; la preuve pathologique est la conséquence ultérieure du désordre fonctionnel.

Il y a eu une période d'incubation.

L'incubation n'existe pas en quelque sorte dans les maladies d'organes, les premiers symptômes suivent presque immédiatement l'action provocatrice.

Il n'en est pas de même pour les maladies de fonctions. Il y a toujours un temps plus ou moins prolongé, mais très appréciable, entre l'apparition des signes et la cause provocatrice.

Il semble que la constitution tout entière doit s'imprégner de la cause morbide avant de réagir, et la réaction est un phénomène général qui a parfois ses manifestations locales. Mais ces manifestations n'ont qu'une importance relative, elles sont le cachet de la maladie, de la spécificité ; elles sont un résultat, mais non une cause, un point de départ.

De plus, les maladies d'organes, nous le verrons, ont pour symptôme l'inflammation ; les maladies de fonctions, la fièvre.

Les maladies épidémiques sont toujours des maladies de fonctions. Dans toutes, excepté quelques cas controversables, il se passe toujours un certain temps entre l'absorption du miasme et l'apparition de la maladie. Cette évolution ne préjuge en rien la manière de se propager des maladies. Les maladies infectieuses et les contagieuses offrent toutes deux ce même phénomène.

La preuve d'invasion est plus difficile à déterminer dans certains groupes de maladies que dans d'autres. Ainsi, pour les typhus, les fièvres intermittentes, les conditions sont si mobiles et si changeantes que l'on fixe difficilement les dates d'évolutions ; tandis que pour les maladies contagieuses on peut déterminer à jour fixe les périodes successives, ce qui est encore un moyen de diagnostic différentiel entre ces maladies.

Les maladies d'organes sont faciles à indiquer dans leur nature, ce sont :

>Maladies des muqueuses,
>>des séreuses,
>>des paranchynes
>>ou des tissus en général.

Les maladies des fonctions peuvent se subdiviser en deux ordres principaux :

1° Maladies des fonctions par cause interne ;

2° Maladies des fonctions par cause externe.

Les maladies du premier ordre sont déterminées par ce fait que l'on ne peut trouver pour elles une cause étrangère à l'organisme. C'est dans l'intérieur de l'organisme que se produisent les causes des modifications morbides. Le monde extérieur a dû avoir, dans certains cas, une influence sur la genèse de ces maladies, mais on ne peut en trouver la filiation, ou pour cela il faut remonter loin dans la généalogie des maladies. Ainsi nous pourrons ranger dans cet ordre toutes les maladies déterminées par le diathèse ; ainsi toutes les transformations des tissus dues à des causes constitutionnelles : le cancer, le tubercule, la scrofule, les vices de conformation.

De même nous aurons une classe due aux causes internes dérivées de la perturbation des fonctions nerveuses. Les névroses anciennes, les épilepsies, catalepsies, les maladies mentales, etc., sont des maladies diathésiques, troubles de l'inervation dus aux modifications de l'encéphale, du tissu cérébral ou du grand sympathique.

Les paralysies consécutives, les paralysies progressives dépendent de causes internes souvent, quoique primitivement on puisse trouver une cause externe. Mais il y a dans l'organisme des transformations telles que les effets et les causes sont séparées par une série de modifications physiologiques et la cause première a pu disparaître, car ces mêmes paralysies peuvent provenir plus rapidement par une cause externe, le froid. Ce qui me conduit à dire que la distinction n'est pas encore facile, même dans une théorie, car il faudrait alors faire des chapitres spéciaux pour les diverses causes de paralysie.

Enfin je trouve la grande classe des maladies des fonctions par causes extérieures qui sont les maladies les plus nombreuses et les plus fréquentes. Elles peuvent et doivent se dénommer : maladies par intoxication.

C'est-à-dire que toutes sont dues à la présence d'une cause étrangère chimique qui, en pénétrant dans l'organisme, a pour effet de déterminer des réactions, contre son principe d'abord, et des modifications intérieures, par suite des troubles généraux produits dans l'organisme.

Dans cet ordre entrent toutes les maladies du groupe des maladies dues aux causes physiques. Les fièvres intermittentes, le typhus, le choléra, la mauvaise alimentation, les poisons ; en un mot, tout ce qui dépend des ingesta, des circumfusa, et dans certains cas, des applicata (maladies contagieuses).

Toutes les maladies peuvent rentrer dans cette classification simple, autant qu'il est permis de le faire dans l'état actuel de la science, car il y a lieu de penser que les progrès de l'anatomie pathologique des maladies mentales nécessiteront des modifications dans les groupements que l'on pourrait faire actuellement.

Bien des maladies dont la cause est encore inconnue ou incertaine pourront être définitivement classées, et devront être rayées de l'ordre des maladies internes pour être classées dans celui des maladies externes ou réciproquement.

Il n'y a pas à parler des maladies parasitaires qui, à vrai dire, ne sont pas des maladies mais des preuves manifestes de la malpropreté humaine. Seulement il est à remarquer que la présence d'un parasite peut indiquer une constitution mauvaise, être par conséquent un symptôme.

Certainement on me dira que ce n'était pas la peine de présenter une nouvelle division des maladies ayant plutôt la prétention de modifier les opinions régnantes, les habitudes prises que la réalité d'apporter des éléments utiles à la nosologie.

Presque toutes les divisions anciennes sont dychotomiques, je l'ai dit, mais toutes ces divisions reposent sur la connaissance des symptômes ou sur des idées doctrinales plus ou moins vraies.

Toutes les théories, les classifications, acceptent pour point de départ un symptôme, et c'est presque toujours la fièvre, l'inflammation ou son contraire. La chronicité, l'asthénie. La fièvre et l'inflammation ont été les grands objectifs des médecins anciens ; malgré les objections de quelques récalcitrants, malgré les travaux de Boerrhaave, on a fait jouer à la fièvre et à l'inflammation un rôle supérieur. On a toujours été porté à trouver dans ces symptômes un phénomène spécial, externe en quelque sorte, qui domine et dirige la maladie.

L'étude de la fièvre et de l'inflammation est la raison, à vrai dire, de toute la science doctrinale.

Eh bien ! c'est contre cette manière de procéder que je voudrais pouvoir fournir des arguments ; les symptômes, quelle que soit leur fréquence et leur acuité, n'ont qu'une valeur secondaire. La cause et la constitution sont, en pathologie générale, d'une importance plus grande, et je trouve très naturel de prendre pour division des maladies les éléments sur lesquels elles se produisent, c'est-à-dire les organes et les fonctions.

Voilà une base simple qui ne préjuge rien. Le mal atteint un organe, une fonction, c'est un fait indéniable.

Il n'y a pas trop à argumenter sur la réalité (toujours en réservant l'avenir qui précise mieux les faits apparents), et cette division me paraît propre à simplifier les classifications, en les ramenant plus facilement à un type commun. Toutes les maladies d'un organe ou d'une fonction, quelles qu'en soient les causes, sont classées en un seul mot ou avec un qualificatif raisonné, forcé.

Tandis qu'avec cette liberté absolue qui doit exister en réalité pour les doctrines médicales, quel qu'en soit le nombre, il peut arriver ce qui se passe de notre temps, c'est que chaque auteur, chaque médecin invente en quelque sorte une maladie chaque jour.

Les exemples viennent de haut et Trousseau fut le premier coupable, si on accepte ma manière de voir. Pourquoi chercher à élever au rang des maladies un symptôme comme par exemple l'aphasie ; évidemment c'est compliquer la science, surcharger la mémoire du médecin, et ce qu'il y a de plus fatal, embrouiller les médecins dans leur pratique. Moins il y aura de noms différents, plus il sera facile de les retenir et de comprendre leurs raisons. Je rejette avec autant d'énergie les divisions multiples que les découvertes anatomo-pathologiques tendent à faire prédominer, que les interminables classifications de Sauvages.

Quel que soit l'organe atteint quand ce sont les mêmes éléments, il n'y a pas lieu de changer de dénomination. Quand les fonctions sont atteintes, lorsque la cause est générale, il n'y a pas nécessité, au contraire, de donner des noms nouveaux à des symptômes communs à diverses maladies. Ainsi l'aphasie dont j'ai parlé plus haut; ainsi pour certaines formes de paralysie.

Il n'est pas indifférent de conserver ou d'introduire dans le langage médical une série de noms complexes souvent, prétentieux parfois et inexacts presque toujours. Ces novations troublent et fatiguent les médecins praticiens qui n'y voient pas un progrès au point de vue de la thérapeutique.

D'après ma manière de classer les maladies je crois arriver à la plus grande simplification possible ; le nom de l'organe est une dénomination indiquant la maladie, et ce nom, qui ne préjuge rien théoriquement, peut indéfiniment servir, quelles que soient les modifications futures amenées par le progrès. En général il serait à désirer que l'on eût en médecine des noms indifférents quant à la nature de la maladie. En admettant que les progrès amènent une modification dans la classification, ce changement ne peut être que sur la vraie localisation, soit sur l'organe, soit sur la classe. Ainsi une maladie réputée actuellement d'organe peut être reconnue maladie de fonction, et réciproquement. Cette modification ne change rien aux opinions générales, aux lois de la thérapeutique.

Dans les modifications lentes des tissus, les tumeurs de diverse nature sont les plus grandes préoccupations de la chirurgie ; il me semble qu'il est possible d'arriver à plus de simplicité ou à moins de changements dans les dénominations. Il n'est pas d'année où, par suite de progrès relatifs et non définitifs malheureusement, les chirurgiens changent les noms de certaines affections sans pour cela modifier les procédés chirurgicaux. Le premier résultat de cette perpétuelle mutation est de compliquer les questions et de rendre les discussions médicales très difficiles entre les hommes de générations différentes, chacun croyant voir des nouveautés ou des différences réelles là où il n'y a qu'une modification de substantifs.

D'une manière absolue on peut dire que les tumeurs simples, bénignes sont toutes dues à une cause physique, une contusion, une chute, un fait qui passe inaperçu, comme il arrive souvent dans la vie ordinaire ; bien des incidents dont l'importance ne se révèle que tardivement ont été méconnus à leur origine.

Toutes les maladies malignes récidiventes sont des maladies internes, constitutionnelles ; évidemment c'est parce qu'il y a un diathèse que la maladie se reproduit. Tous les tissus de

l'organisme obéissent aux mêmes lois. Et malgré tout il n'y a
guère dans les apparences symptomatiques, comme signe
différentiel parfait entre les tumeurs de diverses natures, que
ce fait, les unes récidivent, les autres non. Seulement ce
diagnostic ne peut être fait que tardivement et lorsque la thérapeutique a usé toutes ses ressources. Malgré les travaux
remarquables et persévérants des micrographes, nous ne pouvons espérer encore être arrivés à la vérité absolue ; presque
chaque jour vient apporter une nouvelle interprétation, une
nouvelle affirmation. Cette réserve que je crois juste à l'égard
des travaux des micrographes, n'est pas une défiance, une
critique défavorable, non ; je rends toute justice à ces travaux,
mais je ne les calomnie pas en disant que les observateurs ne
sont pas encore d'accord sur presque tous les phénomènes
d'histologie. Par conséquent il est bon de ne pas trop acclamer
tous les aperçus nouveaux et refouler les définitions anciennes
pour les nouvelles. Il vaut mieux conserver des noms vulgaires et indifférents à des maladies qui n'ont pas encore leur
véritable filiation, leur certificat d'origine. Il est si facile de
voir les choses différemment en regardant dans un microscope.

Je me reporte au temps de ma jeunesse ; mon vénérable
chef, feu Scoutetten et moi, étudiions le cancer et je dessinais
ce que nous voyions dans l'instrument. J'ai fait alors des des-
sins lithographiés, assez grossiers mais exacts, qui ressemblent
aux figures publiées plus tard par des micrographes plus habiles et qui donnent des noms différents à ce que nous voyions.
D'autre part il m'est arrivé, comme à beaucoup de confrères,
de demander l'appui de l'affirmation microscopique aux données cliniques, et les résultats étaient contradictoires parfois.
Ce qui me fait dire que nous ne sommes pas encore à ce sujet
sortis du domaine de l'incertitude, par conséquent il faut ne
rien préjuger avec des dénominations.

Les tumeurs enkistées peuvent, comme les autres, se ranger sous notre division ; presque toutes sont dues à des modi-

fications déterminées par des lésions physiques aperçues ou non au début. Les sécrétions sont modifiées, elles ne trouvent plus les organes sécréteurs nécessaires, ceux-ci pouvant être détruits ou obstrués.

Que la transformation s'arrête à la cellule ou tissu, c'est simple et la maladie ne récidive pas, mais que la modification hétéromorphe trouve une modification dans les éléments constituants de l'organisme, les tumeurs prennent une nature analogue et sont récidivante, car ce n'est plus la cellule seule qui est obstruée, mais bien les éléments de nutrition de cette cellule.

Je devrais ici faire le dénombrement des maladies selon les divisions que je propose ; mais cette classification qui, dans le détail, pourrait être le sujet de nombreuses critiques, suivant les opinions des lecteurs, je m'abstiens de la faire, parce que mon but est surtout de développer des opinions personnelles. Ce que je crois bon pour moi, peut être bon pour d'autres, à chaque confrère à faire sa nosographie ; d'autant plus qu'à notre époque il y a encore trop de sujets de divergences.

Mon intnetion n'est pas de faire un cours de pathologie, mais de me rendre compte de certains faits généraux que je cherche à comprendre.

Il est surtout important que je suive avec logique la série de mes déductions. Je veux me rendre compte de ce qu'est la maladie ; passer de l'étude générale des causes à la classification des affections et à l'exposition des symptômes forcés qui naissent de l'action de ces causes sur l'organisme, et enfin me rendre compte de la valeur de ces symptômes et du traitement naturel qu'ils réclament.

Toutes ces propositions doivent se dérouler l'une de l'autre comme la série des phénomènes successifs, elles doivent naître l'une de l'autre, autrement il y aurait erreur et fausseté.

J'ai donc admis trois ordres de causes qui agissent toujours sur les mêmes parties, sur les constitutions humaines. Ces constitutions se composent primitivement des mêmes organes, des mêmes fonctions ; donc toujours les mêmes phénomènes doivent se reproduire sur les individus, la différence des signes résultant toujours des différences individuelles des constitutions. Et toujours les mêmes phénomènes se présenteront sur les mêmes tissus quels que soient les organes où se trouvent situés ces tissus. De même les fonctions seront toujours identiquement modifiées sur les différents sujets, selon les causes modificatrices identiques. Il est permis alors d'arriver à l'étude des symptômes.

DES SYMPTOMES.

Qu'est-ce qu'un symptôme ? C'est l'expression perceptible des réactions qui se font dans l'organisme, des désordres commis par les causes morbides.

Les symptômes sont en apparence très variés, mais en réalité ils se réduisent à un très petit nombre. Ce qui fait paraître la série symptomatique interminable, c'est que dans tous les traités de pathologie on répète à chaque description d'une maladie particulière toute la filiation des symptômes, soit locaux, soit généraux, qui appartiennent à cette affection, mais ne lui sont pas propres, car on les retrouve à presque toutes les maladies, et malgré soi l'esprit est prévenu.

Les symptômes sont généraux ou locaux. Mais soit qu'ils proviennent de la réaction organique générale ou qu'ils aient pour point de départ un mal local, ils ont des manifestations identiques dans leur nature.

Malgré leur grande variété nous avons reconnu que les causes déterminantes étaient restreintes dans leur mode d'action, puisqu'elles agissent sur les mêmes tissus, les mêmes organes. Nous devons trouver de même les expressions de ces causes peu variées dans leurs manifestations.

Ces manifestations seront, ou physiologiques, c'est-à-dire exprimées par des phénomènes spéciaux à la vie, ou physiques ou chimiques.

Les symptômes du premier groupe ont seuls occupé les médecins anciens. Peu de symptômes physiques et surtout chimiques leur étaient connus, du moins en envisageant la question au point de vue des connaissances modernes.

Les seuls symptômes dont il est utile de s'occuper quand on se livre à une rapide étude de la pathologie générale sont les symptômes physiologiques dont le mot *fièvre* exprime l'ensemble.

Si l'on voulait faire l'histoire de ce mot ou de celui de l'inflammation, il faudrait reprendre la médecine tout entière, puisque c'est sur l'interprétation et la définition des phénomènes que ces mots représentent, que reposent toutes les théories médicales. C'est à ce titre que j'en parle.

Je ne dirai pas avant l'apparition de la méthode positive, mais seulement après avoir constaté pour ces idées, comme pour bien d'autres, l'inanité des interprétations basées sur les seules spéculations de l'esprit, on est arrivé à finir par où l'on aurait dû commencer, si l'esprit humain avait l'habitude de débuter dans les arts ou les sciences par les commencements.

On a donc, faute de mieux, abandonné les théories, et l'on peut dire que le phénomène complexe que l'on exprime par le mot fièvre peut se définir ainsi : La fièvre se dégage des réactions générales de l'organisme vivant, comme la chaleur et l'électricité se dégagent des réactions chimiques et physiques ; ce sont les mêmes phénomènes dans les deux cas. Ce qui semble les rendre dissemblables, c'est ceci : Dans les expériences physiques et chimiques les réactions ne sont pas senties, tandis que les réactions qui se passent dans les corps organisés sont *perçues* par les êtres qui en sont le sujet, dans l'intérieur desquels elles se produisent.

Les corps organiques n'ont pas la connaissance des réactions, les animaux les sentent et n'en comprennent peut-être pas la portée ; les hommes les sentent et les comprennent.

Mais les phénomènes, dans leur existence intime, sont chimiques ou physiques et ne peuvent être autre chose puisqu'ils se passent dans des composés physiques et chimiques.

La *fièvre* et l'inflammation renferment les mêmes idées pathologiques, seulement la fièvre appartient absolument aux maladies générales, c'est l'expression de la réaction électro-chimique de toute la masse organique perçue par le patient.

L'inflammation est une fièvre locale ; toutes les maladies d'organe peuvent déterminer des phénomènes inflammatoires qui se développent sur la place atteinte, sur le point morbide. Les phénomènes locaux, l'*inflammation*, peuvent s'étendre et peu à peu envahir l'organisme, dégager la fièvre. De même la fièvre primitivement constatée peut par ses effets déterminer secondairement, dans certains points de l'organisme, des phénomènes d'inflammation locale.

Ce qui démontre la réalité de cette identité, ce sont les manifestations de la fièvre et de l'inflammation.

Dans la fièvre et dans l'inflammation, le symptôme prédominant, unique en quelque sorte, est l'augmentation de la chaleur. Si la douleur paraît plus vive dans l'inflammation, c'est qu'elle est mieux circonscrite et plus nettement perçue.

Cette simple observation de phénomènes invariables donne tout d'abord des présomptions utiles au diagnostic. La fièvre n'appartenant qu'aux maladies générales, l'inflammation aux maladies locales.

Le phénomène chaleur a été de tout temps le symptôme capital et les observateurs se sont élevés à des subtilités telles qu'elles ont eu pour résultat de discréditer l'étude du pouls qui était le seul moyen de juger de la fièvre, comme le dit fort bien Boerrhaave dans ses *Aphorismes*, sa vélocité ou sa lenteur étant précisément en rapport avec la caloricité du sujet. Toutefois les médecins anciens, même les iatro-mathématiciens, n'avaient pas une idée de cette coïncidence identique à la nôtre car leurs explications sont un peu différentes des croyances actuelles.

Le sphygmomètre qui de nos jours a remplacé le doigt du médecin, ne donnerait probablement pas aux observateurs un nombre de pouls aussi variés que Bordeu en trouvait avec sa main ou mieux avec sa théorie, car quoique la chose paraisse vulgaire et simple, il n'est pas si facile que l'on croit de bien compter les pulsations. Exemple : que plusieurs médecins comptent les pulsations d'un enfant ayant une forte fièvre, ils ne trouveront probablement pas les mêmes nombres.

Quant à moi, j'avoue que, les lésions du cœur exceptées, je ne donne aux observations du pouls qu'une valeur secondaire, me basant sur ce raisonnement, que, lorsque l'on ne connaît pas la fréquence du pouls d'un malade avant son affection, on ne peut être certain de la valeur absolue du nombre de ses pulsations. Un homme dont le pouls bat normalement cinquante pulsations a de la fièvre à soixante-dix autant qu'un autre peut en avoir à quatre-vingt-dix. Le pouls indique donc dans certains cas une probabilité d'anomalie dans l'état d'un sujet.

Le seul instrument qui mérite véritablement d'être regardé comme bon, très utile, c'est le thermomètre.

De l'application des instruments de physique aux observations médicales acceptée par tous les médecins vitalistes ou organiciens, on peut trouver une preuve inconsciente de la réalité des opinions admises aujourd'hui, que les réactions morbides sont des phénomènes purement physiques; cet argument toutefois est médiocre.

Le thermomètre est donc un juge sincère, un auxiliaire précieux et impartial, car seul il donne la vraie connaissance du fait capital de la fièvre, l'augmentation de la chaleur.

Je n'ai pas l'intention de m'étendre sur les symptômes, de même que je n'ai pas approfondi ni démontré mes opinions

sur la division des maladies. Je me borne à trancher de ces
questions ce que je crois utile à ma thèse, et arriver au but
que je cherche à atteindre.

Eh bien! l'expression des symptômes, on pourrait dire le
seul symptôme général, la fièvre, ou son analogue, l'inflammation, confirment mes idées, puisque je trouve un signe
significatif de la division que je fais : *Maladies d'organes,
maladies de fonctions*, ou autrement, *maladies locales,
maladies générales.*

Pour arriver à cette idée si simple, si naturelle de la fièvre,
il a fallu plus de deux mille ans. Ce qui prouve peu en faveur
de l'intelligence humaine qui, semble-t-il, fait tous ses efforts
pour obscurcir sa marche, ralentir ses progrès. Il est probable que dans quelque temps nous serons fixés sur les phénomènes de la suppuration qui seront tous simples aussi, et
d'une explication toute naturelle. Cette transformation des éléments du sang en pus, n'offrira rien d'extraordinaire, et nous
en finirons avec les membranes pyogéniques et autres explications compliquées.

Ici je pourrais dire quelques mots de la question de septi-
cémie, d'infection purulente, question que l'Académie a
remuée sous toutes ses faces et dont elle n'a pas avancé d'un
pas la solution. Je ne sais si je ne m'abuse : dans ces joutes sur
ce sujet, il me paraît que l'on ne s'occupe jamais de définir ce
dont on veut parler.

Pour moi, je dis : L'infection purulente est un produit des
transformations organiques sans cause externe nécessaire.
Chez un sujet débilité, à la suite d'une affection grave; une
fièvre typhoïde par exemple, on rencontre souvent des sujets
qui suppurent avec la plus déplorable facilité; on reconnaît des
abcès dans tous les points du corps, au dos, aux fesses, etc.,
sans que l'on puisse rapporter ces foyers purulents à une
embolie. Voici comment les choses se passent, soit par suite
d'une pression prolongée, d'un pli défectueux du membre, il y

a un léger épanchement sanguin, ou même arrêt momentané
de la circulation capillaire, les quelques globules extravasés
sont le point de départ des abcès.

C'est donc la débilitation qui est la cause première de l'infection purulente, sans plaie, sans matière étrangère.

L'infection *putride* ne se produit qu'après un traumatisme
ayant mis une partie du corps en rapport avec l'air extérieur.
La transformation suppurative se complique d'un élément de
plus qu'il reste à préciser, soit un corps étranger à l'organisme, soit une modification septique des éléments du pus
affectés par l'air. Les abcès multiples qui se développent
ensuite sont dus à des embolies. Et je trouve ces opinions
conformes à la vérité des faits.

Maintenant on comprend qu'il n'y a rien d'irrationnel dans
la nature, et qu'il est nécessaire de chercher l'explication des
phénomènes dans le voisinage de leur apparition, non dans
les mystères de la spéculation. Bien que, je le répète, le médecin, dans bien des cas, ne doit pas rejeter les données spéculatives pour résoudre les problèmes qu'il rencontre.

C'est à ces simples remarques que je borne ce que je veux
dire des symptômes, ou mieux du seul symptôme, la *fièvre*.

Marche de la maladie.

Nous arrivons à la marche de la maladie.

Ici encore nous n'avons plus à nous préoccuper de savoir
comment vont se conduire la *nature*, l'*archée* ou le *principe
vital*. Nous nous trouvons en présence de corps physiques
réagissant sur des corps physiques, avec cette seule différence
que le patient connaît son mal; ajoutons que les lois vitales
sont encore entourées de mystère, on n'est pas assez avancé
en physique pour pouvoir espérer connaître certaines relations
particulières aux êtres vivants, c'est-à-dire les rapports entre
les phénomènes physiques et les manifestations des perceptions
intellectuelles.

Car, bien que les partisans de la doctrine positive affirment
la confusion des deux phénomènes ou plutôt la formation et la
conception des idées par l'organe percevant, il est permis de
douter et ne pas admettre ces attestations sans preuves, car,
comme je l'ai dit, il y a une si grande différence entre les
expressions intellectuelles d'un certain ordre et les phénomènes de la sensation perçue, que l'on peut très bien, sans
être surnaturaliste, admettre un élément autre que ceux que
nous connaissons. La matière ne pouvant former que des produits matériels, il est difficile de supposer que le raisonnement soit confondu avec le cerveau ou créé par des molécules
cérébrales. Cette question sera longtemps encore à l'étude.

Revenons à notre maladie.

On peut affirmer d'une manière absolue que la maladie, soit
due à une cause brusque ou à une influence prolongée, que
ce soit une maladie chirurgicale ou par intoxication, dans tous
les cas la marche sera forcée, fatale. En effet, le mal doit suivre son évolution. Comme tout changement qui se fait dans
la nature est une métamorphose, une transformation, cette
transformation se fait plus ou moins lentement mais toujours
suivant une loi déterminée.

Quel que soit le résultat final de l'évolution morbide, celle-ci
doit se faire selon des règles invariables. Aussi n'est-ce pas à
quelques maladies spéciales que les médecins doivent donner
le nom d'affections cycliques; toutes ont leur cycle, la plaie
simple, la fracture, comme la pneumonie, la fièvre typhoïde.
Que la plaie se réunisse par première intention ou après
suppuration, il y a le temps forcé de la guérison; dans le premier cas, par transformation adhésive, dans le second par
transformation suppurative. Seulement, dans ce deuxième
procédé, il se rencontre des phénomènes plus complexes, multiples; il y a une série d'éliminations métamorphiques qui
ralentissent et entravent la guérison. Ainsi donc la maladie,

introduisant des modifications dans la constitution humaine, développe par cela même toute une série de transformations ayant leur évolution forcée. Toutes les maladies sont à cycle.

Cette manière d'expliquer les phénomènes morbides, indique d'une façon péremptoire le rôle du médecin. Il ne doit plus chercher à enrayer la marche d'une maladie, ce qui amène toujours une révolution plus grave ; on ne jugule pas une évolution inévitable. Le premier, l'unique soin du médecin est d'agir avec prudence ; le mécanicien n'arrête pas brusquement les corps lancés possesseurs d'une vitesse acquise, celui-ci décompose le mouvement. Le médecin doit décomposer autant qu'il le peut les efforts physiologiques engagés.

Il ne sera donc jamais question de faire autre chose que de guider, diriger, autant que les découvertes physiologiques le permettront, la marche des forces morbides.

Ce rôle ne simplifie en rien les difficultés du diagnostic qui doit devenir de plus en plus précis, il n'amoindrit pas l'art médical qui a de tout temps été compris de cette façon par les véritables praticiens.

Mais il faut que cette opinion soit répandue dans le public qui pense autre chose ou plutôt qui, dans sa superstition, voudrait penser autre chose des pouvoirs de la médecine. Combien encore de charlatans de la quatrième page ? On dirait que les malheureuses victimes des guérisons rapides n'osent dire leurs mécomptes, tant sont nombreux les clients crédules. Dans combien de temps le public saura-t-il qu'il n'est pas plus possible de guérir brusquement une maladie que d'arrêter sur place une locomotive en mouvement.

Durée de la maladie.

Si la marche de la maladie est régulière, fatale, la durée devrait subir les mêmes lois et rester toujours invariable. Mais ici se présentent diverses circonstances qu'il était inutile de signaler à propos de la marche de la maladie. C'est que, bien que la durée de la maladie soit d'une manière générale, régulière, absolue, elle est subordonnée à deux conditions essentielles variables : 1° La dose de poison ou de l'effort ; 2° la constitution du sujet.

D'autre part, s'il est facile de donner des dates véritables pour certaines affections, par exemple les maladies contagieuses, inoculées, il n'en est pas de même pour d'autres. Ainsi pour une pneumonie, malgré le frisson initial qui peut manquer, la date fixe de l'invasion peut être méconnue. Cependant en observant et en collectionnant un grand nombre de cas, on obtient une moyenne convenable qui est celle que trouvent à peu près tous les observateurs, malgré les traitements les plus variés. J'entends surtout les observateurs véridiques.

D'une manière générale dans la pratique, c'est-à-dire dans le cas particulier, je n'attache qu'une médiocre importance à la détermination de la durée de la maladie, par conséquent à la précision des périodes, pourvu que les phases se dessinent régulièrement, c'est dire assez que je ne me préoccupe pas des crises, des jours critiques, des septénaires toujours irréguliers.

Quand le diagnostic est bien établi, bien défini, les signes existants disent et disent bien tout ce qu'il est important de savoir. De son côté, le thermomètre complète les informations en précisant les phases importantes, décisives du mal, l'accroissement ou la décadence de la fièvre, c'est-à-dire aggravation ou décroissance de la maladie. Pour donner une idée exacte de la pneumonie et de sa marche, le râle crépitant de retour est bien plus précieux que le calcul des jours passés, qu'un terme numérique douteux.

La durée n'est que l'intervalle qui sépare l'invasion de la maladie de sa terminaison, c'est un mode de sa marche. Nous avons dit que la marche était fatale ; la terminaison est-elle aussi inflexiblement déterminée ?

Le paragraphe suivant répondra à la question.

Terminaison.

Il existe parfois une très grande différence entre les données théoriques et les expériences pratiques. Ce que j'ai dit de la marche de la maladie est vrai quand on considère celle-ci dans ses abstractions, mais la maladie idéale n'existe jamais ; dans la réalité on se trouve toujours en présence de faits particuliers ayant des caractères variés.

Le mal frappe un sujet prédisposé à certaines influences, dans des conditions hygiéniques distinctes, ayant lui-même sa constitution propre. Par conséquent le terrain sur lequel vient s'implanter une maladie étant extrêmement varié, les floraisons morbides offriront de nombreuses dissemblances. Par suite de cette multiplicité des constitutions diverses, naissent, par le fait des réactions déterminées par le mal, une série considérable de phénomènes nouveaux qui sont ce que l'on nomme les complications de la maladie, on pourrait presque dire des maladies secondaires nouvelles qui se développent sous l'influence de la première. Les complications dépendent de la constitution du malade et du milieu dans lequel il se trouve placé.

Les complications même peuvent n'avoir aucun rapport absolu avec la maladie initiale, car les mêmes complications peuvent appartenir à diverses affections.

De ces considérations il résulte que la terminaison de la maladie n'obéit pas aux lois d'inflexibilité que j'attribue à celle-ci.

La maladie pouvant suivre un cours normal, disparaître même et le malade mourir par suite de complications, c'est cette irrégularité possible entre les phénomènes morbides, initiaux et secondaires, qui rend le pronostic difficile.

Malgré le récit légendaire de quelques affirmations médicales à l'apparence prophétique, il est toujours d'une sage prudence de ne pas se prononcer trop longtemps à l'avance; après un certain temps d'exercice chaque praticien ayant par devers lui le souvenir de fâcheuses déceptions.

Il reste à déterminer quelle part revient au médecin dans l'éventualité de la terminaison.

C'est précisément à cette question que l'on peut rattacher avec raison toute la justification des prétentions de l'art médical, la légitimité de l'intervention d'un homme spécial prétendant guérir ses semblables.

L'homme bien portant est soumis aux calamités de ce bas monde; pour se prémunir contre les accidents possibles, il doit suivre les règles posées par l'hygiène. On peut regarder le malade comme un sujet placé par une situation critique au milieu de dangers imminents; tout l'art du médecin qui intervient dans ce cas doit consister à faire traverser au sujet cette fâcheuse position en éloignant le plus possible les dangers successifs, les empêchant s'il se peut de naître, les réprimant s'ils se sont présentés. Il faut faire l'hygiène de l'homme malade. C'est à ce rôle sérieux, légitime et difficile que le médecin doit se consacrer. C'est l'art médical tout entier, puisque le médecin n'est consulté que lorsque le mal a frappé sa victime.

Pour remplir ce rôle, il est nécessaire d'être armé de toutes pièces, c'est-à-dire de connaître surtout les lois physiologiques de la vie, les rapports des symptômes les uns avec les autres, les réactions communes et régulières, en un mot, toute la science médicale. Il serait à désirer que toutes les questions pendantes fussent résolues par des savants spéciaux dont les travaux faciliteraient la tâche des praticiens.

En effet, guider, surveiller la marche d'une maladie, c'est suivre les réactions physiologiques, s'efforcer de les empêcher de s'égarer, de s'exagérer ou de s'affaisser. C'est, en un mot, conserver le patient dans un état de force suffisante pour résister aux efforts de la maladie initiale, dégager la route de tous les obstacles que celle-ci pourrait rencontrer dans sa marche, et ne pas trop détériorer le patient. Agir ainsi, c'est mener à bien une maladie, c'est guérir le malade.

La terminaison de la maladie peut donc être variable, heureuse ou malheureuse. Ces éventualités justifient les prétentions des médecins et leur intervention, puisque l'homme de l'art peut, quand le terrain est favorable, les complications peu prononcées, faire que la terminaison soit heureuse, et dans certains cas moins favorisés, obtenir un résultat moyen : l'infirmité, la chronicité, deux formes de santé relatives.

Envisagée de cette manière, il n'est, je crois, permis à aucun sceptique, même à un Montaigne, de nier la médecine.

Il est de toute évidence que le nombre des terminaisons heureuses peut être augmenté par une intervention médicale bien comprise, basée sur un diagnostic complet.

Malheureusement lorsque le médecin est appelé, les choses sont souvent trop avancées pour que le succès soit assuré. Les transformations des tissus sont commencées, et quand la période d'évolution s'accentue, il est difficile de pouvoir l'enrayer. C'est cette difficulté pratique de prendre une maladie précisément à son début qui rend encore plus précaires les efforts de la thérapeutique.

La convalescence est le mode de guérison le plus heureux. C'est le passage de l'état morbide à l'état de santé. Cette transition a ses dangers que l'on oublie trop souvent, si ce n'est le médecin lui-même, mais les témoins intéressés qui son tristement impressionnés en voyant leurs espérances transformées subitement en regrets.

Il ne faut jamais oublier que la convalescence est comme une seconde enfance, aussi frêle, aussi délicate que la première, et qui réclame autant de soins.

Thérapeutique.
Pour mener à bien les maladies, guider avec succès les

efforts physiologiques, on se sert de moyens' très variés qui sont les médicaments; l'art de les appliquer se nomme thérapeutique.

La thérapeutique a de tout temps suivi les impulsions doctrinales, il ne pouvait en être autrement. Quoique l'on puisse dire, peu de médicaments ont pénétré dans la pharmacie par voie du hasard, de ce que l'on appelle : l'Empirisme.

Dès l'origine des sciences médicales chaque doctrine introduisit dans les formulaires une série de médicaments; les systèmes se modifiaient, les matériaux inscrits restaient entassés dans le *Codex,* comme les vieilles lois dans les Codes.

C'est ce qui fait que nous possédons nombre de détritus pharmaceutiques des âges anciens, résidus des couches médicales successives. De temps à autre on cherche bien à nettoyer ces formations séculaires en éliminant certains médicaments trop ridicules.

C'est parmi ces rebuts que la foule ramasse ces remèdes mystérieux, si souverains au dire des commères de tous les rangs qui les vantent.

Il serait injuste de mépriser tous les matériaux anciens; beaucoup sont et resteront excellents, et nous savons aujourd'hui le pourquoi de leurs réussites.

Ces remèdes, qui ont été employés pour remplir des indications théoriques qui ne sont plus en faveur aujourd'hui, sont une des preuves les plus claires de cette opinion que j'avance : les doctrines médicales ont des différences plus apparentes que réelles; les interprétations sont plus contradictoires dans les mots que dans les faits, puisque les médicaments donnés suivant des systèmes différents atteignent le même but, c'est-à-dire amènent la guérison.

C'est que, quelle que soit la puissance effective que le prescripteur d'un remède accorde à cet agent, si celui-ci attaque un des symptômes de la maladie, il rend la guérison possible en désassociant les faisceaux morbides. Toutes les doctrines médicales ont été dirigées vers le même objectif, la *fièvre ;* par conséquent tous les efforts thérapeutiques ont eu pour but d'attaquer un des éléments de la fièvre.

C'est ce qui explique pourquoi tous les systèmes ont leurs succès bien légitimes, bien vrais. La saignée, l'émétique, la diète ou l'expectation déguisée de l'homéopathie ont pour effet commun d'agir sur un des éléments de la fièvre.

A notre époque il ne doit plus exister dans les formulaires que des médicaments physiologiques ayant une action bien définie.

Nous avons vu qu'en réalité il y a peu de symptômes morbides. On peut regarder une maladie quelconque comme la maladie générale, c'est-à-dire la fièvre, plus un symptôme local, spécifique qui précise la variété. Donc dans toutes les maladies possibles on pourra être obligé de recourir aux médicaments qui ont une action sur la fièvre. Quant à la thérapeutique à formuler contre le symptôme local, la maladie spéciale, il y a très peu à faire, puisque l'évolution morbide suit une marche fatale.

Il n'est donc besoin que d'un très petit nombre de remèdes.

Depuis et avant Sydenham, beaucoup de médecins célèbres ont exprimé cette opinion ; ils n'employaient que peu de médicaments. Du reste c'est ce que fait chaque praticien dans sa clientèle. Il possède un certain nombre de remèdes qu'il sait bien manier et qu'il emploie toujours.

On peut former trois séries de médicaments en rapport avec la division des symptômes.

Nous aurons :

Les remèdes agissant contre les symptômes physiologiques.

Les remèdes chimiques, agissant contre les altérations chimiques.

Les remèdes physiques, contre les symptômes physiques.

C'est en chirurgie que ces derniers trouvent leur application principale.

Jusqu'à présent la chirurgie avait presque exclusivement conservé pour elle l'emploi des moyens physiques, les opérations. Depuis quelque temps des tentatives heureuses ont multiplié, dans le domaine médical, des procédés intelligents qu'il serait désirable de voir augmenter encore. Je citerai comme exemple la vulgarisation de la ponction et de l'aspiration dans le traitement de la pleurésie et autres collections.

En somme, peu de médicaments qu'il sera facile de changer quand on sera certain de pouvoir les remplacer par de meilleurs. Il est notoire que le dernier mot n'est pas dit sur le véritable mode d'action de certains remèdes réputés les mieux connus, exemple les opinions de M. Gubler sur l'émétique. Il faut espérer que nous serons bientôt fixés sur les points encore obscurs, grâce aux nouvelles méthodes d'expérimentation.

Je sais que l'on ne manquera pas de m'objecter qu'il faut conserver une grande variété de remèdes puisque l'on doit traiter un nombre considérable de constitutions différentes. Je ne m'arrêterai pas à discuter cet argument qui n'a rien de sérieux.

L'immensité supposée de constitutions rebelles à certains médicaments provient des exigences particulières des clients. Chacun se prétendant d'une nature si délicate, si nerveuse qu'il ne peut ressembler à son vulgaire voisin.

Il est bon, de toutes les manières, de faire disparaître la plus grande partie des drogues qui encombrent les pharmacies. Cette énorme collection de matériaux réputés utiles a pour effet de conserver dans le public la croyance aux remèdes spéciaux. Ensuite elle met trop facilement sur la pente d'un charlatanisme conscient ou inconscient, le médecin qui arrive assez vite à s'excuser de prescrire inutilement des remèdes inoffensifs, en s'abritant derrière ce triste proverbe : « *Homo vult decepi, decepitur* ? » C'est avec ces fatidiques et malsaines doctrines que l'on perpétue l'ignorance. Non, l'homme ne veut pas être trompé, il veut guérir. Il a confiance à ce qu'on lui dit. Il voit des drogues, il croit à leurs effets sur la parole des médecins. Les masses ont une logique impitoyable. Il y a des médicaments, ces médicaments guérissent quelque chose; si le malade ne guérit pas, c'est que le médecin qui le soigne est un ignorant. Pourquoi les populations n'auraient-elles pas la superstition des simples quand elles entendent chaque jour proclamer des affirmations bien plus singulières.

Le médecin, plus que tout autre, pourrait aider à la disparition de ces préjugés ridicules en éclairant ses clients auxquels il doit surtout de l'honnêteté, de la probité scientifique et la vérité.

En étudiant les phases de la maladie depuis sa naissance jusqu'à sa terminaison, je n'ai pas eu la prétention de faire un cours de pathologie générale ; j'avais un autre but. Il était, je crois, utile à ma thèse d'indiquer en quelques mots la marche d'une affection morbide, et dans quelle mesure les hommes peuvent la guérir.

Il résulte de cet aperçu que la marche de la maladie échappe presque entièrement à la puissance du médecin. En un seul moment de son évolution le mal est sous la dépendance des efforts de l'humanité; c'est à sa naissance ou plutôt c'est avant sa naissance, car il dépend de l'homme de laisser se produire les causes morbides. La maladie née, les chances de guérison deviennent problématiques. Les conditions sont tellement complexes, qu'il est difficile d'affirmer la possibilité de les dominer toutes.

Cette vérité acquise, il ne reste plus pour terminer ce travail, qu'à le résumer en essayant d'exposer en quelques mots les idées que je désire mettre en évidence.

CONCLUSION.

—

Dans la première partie de cet opuscule, j'ai voulu montrer la filiation forcée des doctrines se développant sous l'impulsion des idées philosophiques ; opinion aussi vraie de nos jours que dans les temps anciens, le mouvement philosophique et scientifique correspondant toujours avec le progrès de l'esprit humain.

J'ai dit que trois doctrines seules avaient régné en maîtresses, qu'elles représentaient les divers côtés de l'entendement, et que ces doctrines ayant donné tout ce qu'elles pouvaient produire, elles avaient fait leur temps.

Nous sommes à l'époque de la philosophie positive, de l'observation raisonnée ; il nous faut faire honneur à notre époque, tout en rendant justice à nos devanciers, ne pas recommencer de parcourir les mêmes cercles, par conséquent chercher une autre voie.

Depuis sa naissance, tous les efforts de la science médicale consistent à chercher les moyens de guérir les maladies existantes, s'occupant peu de les prévenir. Les résultats ne sont pas assez complets pour satisfaire les légitimes ambitions des médecins. Ne serait-il pas naturel de renverser les termes du problème, multiplier les efforts pour empêcher les maladies de naître, il y en aura moins à guérir.

Le seul moyen d'arriver à ce résultat est de faire de l'hygiène. La raison est ici d'accord avec l'expérience. L'histoire des épidémies raconte les succès de l'hygiène, même mal

entendue. Les épidémies diminuent, non-seulement de fréquence, mais de gravité, par le développement naturel du
bien-être, du progrès social, sans que les lois hygiéniques
soient appliquées. Heureusement que la science de l'hygiène
est une de celles dont on connaît beaucoup de préceptes sans
s'en douter.

En exposant dans la seconde partie de ce travail le résumé
de la pathologie générale j'arrive à des conclusions identiques,
en constatant ce qu'a de précaire un traitement médical, et de
fragile une destinée humaine, et qu'enfin nous ne sommes
maîtres que des commencements de la maladie. La conclusion
se trouvait forcée, et je répète : Faisons donc tous nos efforts
pour empêcher les maladies de naître, pour avoir moins à
tenter de guérir. Faisons donc de l'hygiène.

Mais comment arriver à faire de la bonne hygiène, de l'hygiène effective, populaire ?

Faisons remarquer d'abord, que pour beaucoup de personnes l'étude de l'hygiène doit être quelque chose de difficile, puisque c'est une science, tandis qu'en réalité c'est une
science d'une facilité, d'une clarté sans pareilles. La simplicité
des préceptes qu'elle formule la fait négliger par les esprits
qui n'attachent aucune importance aux choses ordinaires,
comme on passe sans les regarder auprès des belles choses
que l'on voit tous les jours.

Il faut donc que les médecins prêchent sur tous les tons les
nécessités de cette étude, la mise en pratique des lois hygiéniques; qu'ils montrent clairement les résultats heureux que
l'on obtient avec un peu d'attention, peu d'efforts et surtout
sans dépenses.

C'est à l'école primaire que l'on doit recourir pour arriver
le plus rapidement et le plus pratiquement à la vulgarisation
des idées hygiéniques. Les enfants apprendront avec plus de
facilité les préceptes simples et clairs inscrits dans un bon
manuel d'hygiène que les versets du catéchisme qui contient

13

les plus profondes conceptions métaphysiques. En agissant ainsi deux ou trois générations suffiront pour développer les plus fécondes applications de cette science si précieuse pour le bien de la société.

D'autre part, les municipalités, l'autorité départementale, l'État lui-même, chacun en ce qui le concerne, doivent prendre les meilleures mesures pour mettre en pratique, partout et toujours, les règles hygiéniques, soit dans la construction des bâtiments, la surveillance de la voirie et les réunions d'hommes, etc., etc. Tant que l'opinion publique ne s'emparera pas de cette idée en la transportant dans le domaine pratique, soit par la vulgarisation scientifique ou l'institution d'un ministère spécial, on n'aura fait rien de sérieux.

Le sujet est vaste, important; il serait à désirer que notre siècle vit ces idées passer dans la réalité, elles pourraient par leur application amener des compensations à nos malheurs, réparer nos désastres. Il ne faut pas l'oublier, non seulement l'hygiène s'oppose à la naissance des maladies mais elle donne une bonne direction à la vie privée, à la vie sociale; c'est la conservation et le perfectionnement de l'espèce; c'est le développement parfait de l'homme physique aidant et facilitant le développement de l'homme moral. Ce sont de bonnes lois hygiéniques qui feront repeupler la France, nous donneront des esprits vigoureux dans des corps robustes, et, il faut l'espérer, des vengeurs.

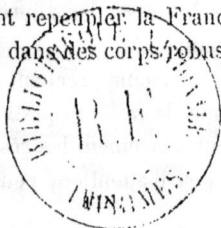

TABLE.

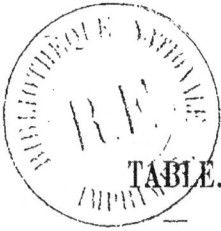

— 196 —